VOLUME 73

LA CHIMICA DEL CANCRO

TAUTOMERISMO E METILAZIONE

EDIZIONE DEFINITIVA AGOSTO 2022

Carlos L Partidas

DEDICAZIONE

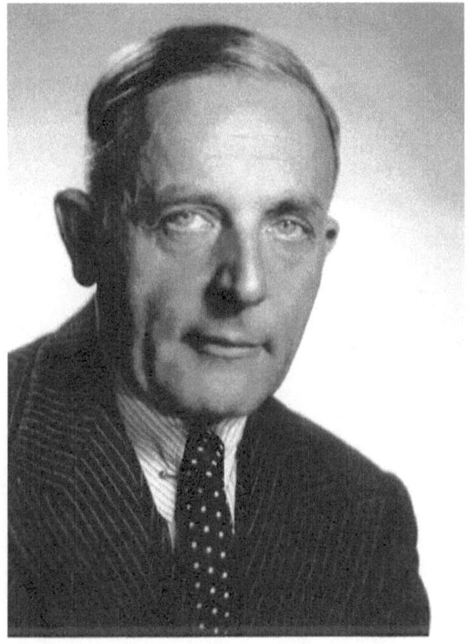

Il fisiologo e biochimico tedesco Otto Heinrich Warburg, che ha scoperto che le cellule tumorali vivono in un ambiente acido e privo di ossigeno

INDICE DEI CONTENUTI

Capitolo		Pagina
1	EQUILIBRIO ACIDO-BASE	1
2	TAUTOMERISMO	13
3	ACCOPPIAMENTO TRA LE BASI	30
4	METILAZIONE	47
5	ERRORI DI SINTESI	56

RICONOSCIMENTO

ESSERI VIVENTI, CHE VIVONO IN QUESTA STAZIONE FISICA DEI LIVELLI DI ENERGIA, PER ESSERE TEMPORANEAMENTE SULLA TERRA

Capitolo 1

EQUILIBRIO ACIDO-BASE

Per produrre energia calorica, i mitocondri delle cellule sane possono utilizzare il glucosio e l'ossigeno. Il glucosio proviene dai carboidrati attraverso gli alimenti e l'ossigeno dalla respirazione attraverso il trasporto dell'emoglobina. Dopo la produzione di energia, nei mitocondri si genera anidride carbonica come prodotto di scarto. Tuttavia, se non arriva ossigeno attraverso la respirazione perché l'emoglobina è bloccata a causa dell'acidosi provocata dall'acido urico, i mitocondri ricorreranno al processo di fermentazione del glucosio, noto anche come glicolisi. Quando la produzione di energia sotto forma di calore passa attraverso la glicolisi, nei mitocondri si genera lattato anziché anidride carbonica.

Nelle cellule sane, i mitocondri utilizzano queste due vie per produrre energia termica, poiché il processo dipende dall'adattamento della respirazione cellulare di ciascun essere vivente: ad esempio, quando eravamo un germe, non c'era ossigeno nei mitocondri della coda dello sperma. A quel tempo, lo zucchero per la produzione di energia era il fruttosio. Scomponendo il fruttosio, non si genera lattato ma glucosio e galattosio. Il fruttosio è quindi lo zucchero presente nelle gonadi in forma aploide in tutti i mammiferi maschi.

Quando lo spermatozoo viene introdotto nell'altro aploide, cioè l'ovulo, la replicazione continuerà fino all'invecchiamento, passando attraverso le fasi di embrione e di bambino nel grembo materno fino alla nascita. Le cellule dell'embrione hanno bisogno di glucosio e ossigeno per replicarsi; pertanto, queste due sostanze sono presenti nel sangue materno dove l'embrione cresce, e dal sangue materno l'embrione prenderà i nutrienti necessari per la crescita o la replicazione delle cellule. Per la respirazione delle sue cellule nel grembo materno, il bambino utilizzerà il glucosio e l'ossigeno forniti dalla madre.

Pertanto, l'apporto di nutrienti all'embrione dipenderà dalla respirazione della madre e dal tipo di cibo che mangia. Se non arriva ossigeno ai mitocondri delle cellule del feto, questi ricorreranno al processo di fermentazione. Tuttavia, non si tratterà più di fermentazione del fruttosio, ma di glicolisi del glucosio. Pertanto, il lattato sarà generato da questa via di respirazione.

Grazie al sonno, ci sarà più ossigeno; il lattato sarà riconvertito in piruvato e il piruvato sarà riconvertito in glucosio. Quindi, durante la vita dell'embrione, e man mano che l'embrione cresce fino a diventare un bambino nel grembo materno, la respirazione delle sue cellule avverrà attraverso la normale via ossigeno-glucosio, che dipende dalla respirazione e dal cibo della madre.

Dopo la nascita, il nutrimento deve provenire dal latte materno. Nel latte materno, lo zucchero è il lattosio. Dal lattosio il bambino può ottenere gli zuccheri glucosio e galattosio.

Dal glucosio il bambino può ottenere l'energia calorica nei mitocondri delle sue cellule, mentre dal galattosio può ottenere i nutrienti di base per la formazione continua del sistema nervoso.

Inizialmente, il neonato non produce abbastanza saliva in bocca, quindi per ottenere dal latte materno questi composti necessari per l'energia e il rafforzamento del sistema nervoso dal galattosio, il bambino ha l'enzima lattasi nell'intestino tenue. L'enzima lattasi inizia a scomparire quando il bambino produce saliva in bocca, mentre l'enzima amilasi gli permette di ottenere il glucosio dalla scomposizione dei carboidrati negli alimenti. Mentre l'ossigeno continuerà a essere ottenuto attraverso la respirazione, dove il processo dipenderà dal grado di acidità del sangue.

Negli alveoli il grado di acidità è più basso, per cui l'acido carbonico viene scomposto in vapore acqueo e anidride carbonica. L'acido carbonico viene trasportato dalla periferia delle cellule dall'emoglobina. L'emoglobina ha quattro gruppi eme; ogni gruppo eme è legato a un atomo di ossigeno. Pertanto, quando il gruppo eme rimane vuoto dopo l'espirazione, l'emoglobina si lega a 4 molecole di ossigeno negli alveoli e le trasporta alla periferia delle cellule.

Ciò che induce l'emoglobina a trasportare l'ossigeno nelle cellule e l'acido carbonico nei polmoni è una variazione del grado di acidità. Nella parte interna delle cellule, il valore di acidità è neutro, cioè il pH è 7,00; mentre nei polmoni il valore di acidità è 7,40. Questo intervallo di acidità deve essere stretto, in modo che sia la stessa molecola di emoglobina a trasportare l'ossigeno dai polmoni alla periferia della cellula e a portare l'acido carbonico dalla periferia della cellula ai polmoni.

Alla periferia delle cellule, l'acidità è maggiore; pertanto, l'emoglobina scambia con la mioglobina l'ossigeno portato dai polmoni con l'acido carbonico prodotto dai mitocondri all'interno delle cellule. La mioglobina ha un solo gruppo eme, motivo per cui è più piccola dell'emoglobina. La mioglobina è più abbondante nel sangue rispetto alla quantità di emoglobina. Essendo più piccola dell'emoglobina, la mioglobina può entrare nelle cellule per trasportare l'ossigeno ai mitocondri. La mioglobina è di colore rosso e, essendo più abbondante, rappresenta la riserva di ossigeno per le cellule. La mioglobina è la sostanza che conferisce al sangue il colore rosso.

Nella periferia delle cellule, l'emoglobina lega l'acido carbonico in modo preferenziale con l'ossigeno, perché nella periferia delle cellule il valore dell'acido è più alto che nei polmoni.

Il sistema riduttivo all'interno delle cellule con acidità normale impedisce che il livello di acidità aumenti all'interno della cellula.

Se il sangue diventa acido, l'emoglobina non può essere liberata dall'acido carbonico; di conseguenza, non c'è trasporto di ossigeno ai mitocondri delle cellule. Se non c'è ossigeno nei mitocondri, questi ultimi produrranno energia attraverso la seconda via, cioè la fermentazione del glucosio. Tuttavia, se l'acidità all'interno delle cellule è elevata, al posto del piruvato verrà prodotto lattato. Se l'acidità all'interno della cellula rimane elevata, il lattato viene convertito in acido lattico.

L'enzima anidrasi carbonica è responsabile della conversione dell'anidride carbonica in acido carbonico. In questa reazione, si produce un'elevata acidità nel citoplasma, poiché un protone viene rilasciato nel sistema riduttivo all'interno della cellula. Il sistema riduttivo all'interno della cellula assicura che il grado di acidità non aumenti, poiché senza il sistema riduttivo il lattato verrebbe convertito in acido lattico. L'acido lattico all'interno della cellula danneggerebbe il sistema riduttivo cellulare. Tra questi, l'enzima anidrasi carbonica smetterà di funzionare, per cui la mioglobina non sarà in grado di portare l'ossigeno nelle cellule, ma nemmeno di portare i rifiuti fuori dalla cellula sotto forma di acido carbonico se il sistema riduttivo all'interno delle cellule è danneggiato.

Se il grado di acidità è più elevato all'interno della cellula, il nucleo della cellula ne risentirà, poiché i legami idrogeno tra le basi che formano il DNA saranno modificati. Di conseguenza, i cromosomi inseriranno coppie di basi in modo errato, a causa di due effetti associati, il tautomerismo e la metilazione.

Deve esserci un equilibrio all'interno e all'esterno della cellula. Ad esempio, all'esterno della cellula è necessario un sistema di enzimi riducenti perché il NAD riduca il ferro III dell'emoglobina a ferro II, ma è il NAD stesso che ossida il ferro II dell'emoglobina a ferro III. In questo modo, la mioglobina può eliminare l'acido carbonico dalle cellule come ferro III. Affinché l'emoglobina possa trasportare l'ossigeno alla periferia della cellula, il ferro nell'emoglobina deve essere sotto forma di ferro II. A sua volta, affinché la mioglobina trasporti l'ossigeno nella parte interna delle cellule, lo stato di ossidazione del ferro nella mioglobina deve essere ferro II.

All'esterno della cellula, poi, l'acidità è elevata, quindi il processo si inverte: la mioglobina rilascia l'acido carbonico e cattura l'ossigeno rilasciato dall'emoglobina, quando quest'ultima si lega all'acido carbonico. Il flusso sanguigno riporta l'emoglobina nei polmoni per portare l'acido carbonico fuori dal corpo.

Questo è il processo della normale respirazione che avviene all'interno e all'esterno delle cellule. Ma questo sistema di scambio di anidride carbonica con ossigeno non corrisponde a una reazione chimica, bensì a un processo di scambio di ossigeno con acido carbonico. Per questo motivo il dottor Max Ferdinand Perutz lo ha definito effetto cooperativo.

È al Dr. Perutz che dobbiamo la descrizione del processo respiratorio nelle cellule. Sebbene il dottor Perutz abbia basato la descrizione della respirazione cellulare sulla misurazione del valore della pressione parziale dell'ossigeno di 100 mm di mercurio nei polmoni e di 40 mm di mercurio nel muscolo, queste erano le variabili che il dottor Ferdinand Perutz poteva misurare. Ma si deduce che la variazione di questi valori è dovuta piuttosto a una variazione dell'acidità che a una variazione della pressione parziale dell'ossigeno.

L'aumento del valore di acidità all'esterno della cellula è chiamato effetto Bohr. La descrizione del processo è dovuta al fisico danese Niels Henrik David Bohr.

La successiva analisi sperimentale del dottor Ferdinand Perutz si basa sull'osservazione dello scienziato tedesco Otto Heinrich Warburg, secondo cui le cellule tumorali si riproducono in un ambiente acido e privo di ossigeno.

L'acidità al di fuori dell'intervallo normale è causata da un aumento della concentrazione di acido urico nel sangue. L'aumento della concentrazione di acido urico nel sangue è dovuto al consumo di cellule di origine animale. Tutti gli organismi, almeno i mammiferi, sono consustanziali, per cui le nostre cellule sono chimicamente uguali a quelle degli altri animali. L'unica cosa che ci fa apparire fisicamente diversi è l'ordine in cui queste basi sono inserite nel DNA, cioè il codice genetico.

Dopo la nascita, questo ristretto intervallo di acidità per il processo di respirazione all'interno e all'esterno delle cellule può essere modificato dall'alimentazione, soprattutto a causa della mancata conoscenza del processo respiratorio di scambio di ossigeno con acido carbonico. A seconda del tipo di cibo ingerito, possiamo produrre un cambiamento nell'accoppiamento delle basi nel DNA.

Il cambiamento nell'accoppiamento delle basi del DNA è noto come mutazione, che darà origine al cancro. Si tratta di una mutazione perché la modifica del DNA avviene per effetto del tautomero e della metilazione della materia elettronica.

L'accoppiamento corretto o scorretto di queste basi nel DNA, adenina-timina, timina-citosina e guanina-chetone-citosina, dipenderà dalla chimica all'interno del nucleo e nei cromosomi delle cellule. Quindi, la chimica all'interno e all'esterno delle nostre cellule dipenderà in ultima analisi da noi, perché siamo noi a decidere come nutrirci. E il modo in cui ci nutriamo da adulti è un atto volontario.

Esamineremo matematicamente l'intervallo o il valore delle concentrazioni di urato di sodio e di acido urico per mostrare perché e come l'urato di sodio viene convertito in acido urico, che è una conseguenza delle mutazioni che avvengono nelle cellule. Oppure possiamo utilizzare questa relazione per verificare le proporzioni di acido urico e di urato di sodio nel sangue normale di una persona sana e in quello di una persona malata di cancro mediante la seguente formula:

$$[\text{urato di sodio}] = 10^{(pH-pka)} [\text{acido urico}]$$

Il pka dell'acido urico è 5,8; pertanto, sostituendo i valori per il valore di pH di una persona il cui sangue ha un valore di acidità normale o pH pari a 7,40 si ha che:

$$[\text{urato di sodio}] = 10^{7,4-5,8} \, [\text{acido urico}]$$

$$[\text{urato di sodio}] = 10^{1,6} \, [\text{acido urico}]$$

$$[\text{urato di sodio}] = 40 \, [\text{acido urico}]$$

In altre parole, per il sangue di una persona il cui valore di acidità del sangue è normale, la concentrazione di urato di sodio dovrebbe essere circa 40 volte superiore alla concentrazione di acido urico.

Mentre per il sangue di una persona affetta da un tumore in fase terminale, il pH del sangue è 5,5; pertanto, la relazione è:

$$[\text{urato di sodio}] = 10^{5,5-5,8} \, [\text{acido urico}]$$

$$[\text{urato di sodio}] = 10^{-0,3} \, [\text{acido urico}]$$

$$[\text{urato di sodio}] = 0,5 \, [\text{acido urico}]$$

Il che indica che, se il sangue è troppo acido per una persona con un tumore in fase terminale, la concentrazione di acido urico in questo caso raddoppia, cioè la concentrazione di acido urico è doppia rispetto alla concentrazione di urato di sodio:

$$[\text{acido urico}] = 2 \, [\text{urato di sodio}]$$

In altre parole, nel sangue di una persona affetta da cancro in fase terminale non sarà più disponibile l'antiossidante urato di sodio, o forse nessun altro antiossidante, per ridurre il ferro nell'emoglobina dallo ione ferrico III allo ione ferroso II; pertanto, non ci sarà trasporto di ossigeno, poiché l'emoglobina viene neutralizzata dall'acido carbonico.

Molto probabilmente, questa elevata acidità influisce anche sugli antiossidanti NAD$^+$ e NADH. Infatti, se il valore di acidità in una persona con cancro terminale è 4,5, il rapporto [urato di sodio]/[acido urico] sarà più alto. E in questo caso di cancro, la concentrazione di acido urico sarebbe più del doppio di quella dell'urato di sodio.

Quindi, se l'acidità è elevata, tutte le cellule sane saranno affamate di ossigeno, perché l'emoglobina è bloccata dall'acido urico. Quindi, l'intero insieme di cellule della persona affetta da cancro sarebbe paralizzato dalla mancanza di ossigenazione.

Nella persona con un ambiente sanguigno più acido si verificherà un acme o un parossismo, in cui il resto delle cellule sane si piegherà; perché le cellule sane non saranno in grado di assumere ossigeno per sopravvivere. Mentre le cellule cancerose hanno cambiato la forma di esistenza della persona sana, costrette dalla massa magnetica dello spirito che risiede solo temporaneamente in un corpo fatto di materia elettronica, che non era configurato per ingerire la carne di un altro animale come cibo. Il processo normale può essere modificato senza saperlo, perché la materia delle cellule che formano il corpo elettronico è solo energia elettronica condensata in forma di materia elettronica. In altre parole, la materia elettronica del corpo è modificabile. Pertanto, questo è l'unico tipo di materia elettronica che può adattarsi ai cambiamenti indotti nell'essere vivente.

Sono state raggiunte le condizioni per cui entrambi i tipi di cellule cancerogene e mutanti non possono più coesistere nello stesso corpo. E queste condizioni di maggiore acidità sono favorevoli solo alla sopravvivenza delle cellule mutanti, perché queste cellule mutate possono sopravvivere senza ossigeno, come ha analizzato il fisiologo tedesco Otto Heinrich Warburg.

In assenza di ossigeno, la situazione non è favorevole per le cellule ancora sane. Questo accadrà fino a quando l'anomalia dell'elevata acidità, causata dallo squilibrio o come conseguenza del basso valore del pH, cioè dell'elevata acidità del corpo, non sarà invertita nel tempo. Finché non troviamo un modo per abbassare l'acidosi, non abbiamo altro modo per invertire la condizione del cancro.

È una strategia di successo cambiare il modo di mangiare di alcune persone affette da cancro, perché nel tempo hanno cambiato il loro stile di vita, passando da carnivori a vegetariani, e sono stati sollevati dalla malattia, anche in quelle persone con cancro in fase terminale. Perché forse, con questo cambiamento di strategia alimentare, se il cambiamento è tempestivo, sono riusciti a riportare il sangue che era diventato acido al suo valore acido normale. Forse perché hanno capito in tempo che a causare il danno è il consumo di carne, che contiene le cellule che causano acidità e quindi tautomeria. Nel frattempo, le proteine che la carne contiene inducono la metilazione delle basi delle citochine e dell'uracile, quando la base dell'uracile è passata da chetonica a enolica.

L'unico modo per dare una nuova possibilità alle cellule rimaste sane è che le cellule stesse riprendano il controllo del loro equilibrio chimico, o la condizione ideale di funzionamento, con la propria autonomia, o magari cercando di non costringere tutte le cellule a essere colpite in un processo di metastasi.

Concludiamo che l'origine del cancro è dovuta a uno squilibrio acido-alcalino nel sangue, che può essere invertito chimicamente, ma non con un vaccino. Perché il caso del cancro non è un problema immunologico ma chimico. E le differenze patologiche in questa anomalia sono dovute al tipo di tessuto epiteliale coinvolto, perché l'80% dei casi di cancro ha origine nel tessuto epiteliale, principalmente nelle cellule apicali. Le cellule apicali non hanno un proprio apporto di sangue e il loro nutrimento dipende dalle cellule che formano il tessuto epiteliale sottostante.

Ne sono un esempio le cellule apicali dei dotti lattiferi del seno, le cellule apicali delle vescicole seminali collegate alla prostata, le cellule apicali della pelle esposte all'ambiente esterno e le cellule gliali del cervello, che forniscono nutrimento ai neuroni. I neuroni sono dedicati alla conduzione elettronica; pertanto, non hanno vie di approvvigionamento sanguigno.

La compromissione delle cellule gliali del cervello dovuta alla mancanza di ossigenazione può portare al morbo di Alzheimer o al morbo di Parkinson. L'altro fattore che contribuisce alla mancanza di ossigenazione delle cellule gliali nel cervello è la viscosità del sangue. Quando il sangue diventa più viscoso, la fluidità diminuisce; e ciò che può aumentare la viscosità del sangue è il consumo di latticini.

Esiste inoltre un problema noto come cancro anoressico, che si manifesta nelle persone affette da cancro in fase terminale. In questo stadio avanzato del cancro, l'inappetenza aumenta e la svogliatezza dovuta alla mancanza di ossigenazione fa sì che la persona colpita sia a corto di energia. Quindi, il malato di cancro cadrà in uno stato di sonno più frequente e la mancanza di ossigeno diventerà la causa principale della disconnessione della massa dello spirito dalla materia elettronica del corpo. Forse la disconnessione non è dovuta al cancro stesso, ma la mancanza di interesse per il cibo e la disperazione della condizione di salute creeranno questa indisposizione, apatia o svogliatezza, che peggiorerà il volto della persona colpita dal cancro.

Il secondo antiossidante più importante nel sangue, dopo l'urato di sodio, è la vitamina C; essendo idrosolubile, la vitamina C viene persa attraverso l'urina e la sudorazione. Pertanto, dovremo ottenere la vitamina C dal consumo di frutta. Non abbiamo invece bisogno di consumare le cellule di un altro animale per ricavarne l'urato di sodio, perché questo antiossidante lo ricaviamo in abbondanza dalle nostre stesse cellule non più funzionanti. È dalle basi puriniche adenina e guanina del nostro DNA e dei vari RNA estinti che otterremo l'urato di sodio antiossidante.

Grazie a una variazione apparentemente insignificante del valore di acidità tra il fluido renale e il sangue, viene mantenuto un corretto equilibrio tra l'urato di sodio e l'acido urico, che deve muoversi all'interno di un intervallo di concentrazione determinato da una costante chiamata costante di dissociazione o di equilibrio:

$$K_{eq} = [\text{urato di sodio}] \times [\text{protoni}] / [\text{acido urico}]$$

La concentrazione di urato di sodio è:

$$[\text{urato di sodio}] = K_{eq} [\text{acido urico}] / [\text{protoni}]$$

La quantità tra le parentesi si legge come concentrazione.

Ciò significa che la costante di dissociazione dell'acido urico Keq nel sangue deve essere molto grande, ovvero che l'acido urico deve essere quasi completamente dissociato sotto forma di urato di sodio, in modo che la concentrazione di protoni rimanga costante. Cioè, affinché la concentrazione di queste sostanze rimanga all'interno di un intervallo ristretto di valori di pH, perché questo intervallo non deve essere né superiore a 7,45 né inferiore a 7,35, cioè in realtà questo valore di pH deve oscillare intorno a 7,40. Se questo valore di acidità scende al di sotto di 7,35, sorgono problemi di acidosi. Se invece il valore del pH è superiore a 7,45, si verifica un altro problema, chiamato alcalosi.

Ma entrambi i problemi, acidosi o alcalosi, sono determinati solo dal valore di questa costante di equilibrio, che è legata alla concentrazione di protoni nel sangue. Infatti, se il valore della concentrazione di protoni si sposta verso valori più alti, anche il valore di equilibrio cambierà per mantenere il rapporto all'interno di un nuovo valore, ovvero l'intervallo delle concentrazioni di urato di sodio e acido urico. In questo caso, per mantenere costante il valore del rapporto, la concentrazione di acido urico diventerà maggiore.

Il problema del cancro, ovviamente, può essere invertito chimicamente, non appena si riesce a ridurre la concentrazione di protoni e acido urico nel sangue. Se riuscissimo in qualche modo a mantenere questo equilibrio entro i valori in cui le cellule funzionano normalmente, il cancro non si manifesterebbe, ovviamente, perché non c'è alcuna ragione organica perché ciò accada.

Capitolo 2

TAUTOMERISMO

L'effetto tautomero si riferisce al cambiamento di configurazione elettronica che avviene per un chetone che diventa un alcol. Come si può vedere nella Figura 6, nel caso della base chetonica guanina, che si trasforma in guanina alcolica. Se si verifica un tautomero in un chetone, gli accoppiamenti tra le basi cambiano, modificando così la struttura elettronica del DNA. Nel DNA, le basi chetoniche più inclini al tautomerismo sono le basi guanina e uracile.

La base guanina può passare dalla sua normale forma chetonica a quella tautomera o alcolica. Mentre la base uracile, dopo aver perso il suo idrogeno beta, può passare dalla sua forma chetonica alla sua configurazione alcolica. Quando perde l'idrogeno beta, la base uracile perde l'idrogeno alfa che si trova sull'azoto numero 3; quando perde questo idrogeno alfa, una base uracile enolica subisce un processo di metilazione. Per individuare quale sia l'azoto 3 dell'uracile, guardate la Figura 5.

In questo caso di tautomeria, la base enolica guanina può riadattare la forma del suo accoppiamento sotto l'effetto dell'acidosi, che è un processo elettronico. Invece, nel processo di metilazione, sia la base uracile dalla sua forma enolica che la base citosina saranno convertite in base timina, e quindi le basi citosina e uracile scompaiono dal nucleo cellulare.

Per formare il DNA, i cromosomi continueranno ad accoppiare la base adenina con la base timina; ma, una volta che le basi citosina e uracile scompaiono dal nucleo cellulare, i cromosomi dovranno accoppiare la base guanina enolica con la base timina. Questo DNA sarà sbagliato nella sua configurazione elettronica; o diciamo, questo DNA non corrisponde al DNA originale che configurava le cellule di un essere umano, prima che le sue basi subissero il processo di tautomerizzazione e metilazione, come conseguenza dell'aumento del grado di acidità nel nucleo delle cellule.

Il tautomerismo deriva dal consumo di cellule di origine animale, poiché le basi puriniche adenina e guanina presenti nel DNA delle cellule ingerite vengono convertite in urato di sodio. Tuttavia, in caso di acidosi del sangue, l'urato di sodio viene trasformato in acido urico enolico. In condizioni di normale acidità, la forma dell'acido urico è chetonica. L'acido urico enolico è un acido più forte dell'acido urico chetonico. Per esempio, l'acido urico chetonico non attacca il calcio delle ossa; l'acido urico enolico, invece, sottrae il calcio alla cartilagine che fa parte delle articolazioni, provocando artriti deformi e osteoporosi.

Come già detto, per mantenere un equilibrio tra la concentrazione di urato di sodio e di acido urico nel sangue, l'urato di sodio in eccesso, o l'urato proveniente dalle cellule consumate, dovrà essere convertito in acido urico enolico, secondo la seguente equazione di bilancio:

$$[\text{acido urico}] \leftrightarrow [\text{urato di sodio}] + [\text{protoni } H^+]$$

Questa equazione mostra che, in presenza di un'elevata concentrazione di urato di sodio nel sangue, per mantenere l'equilibrio chimico tra le quantità di urato di sodio e protoni H^+, la concentrazione di acido urico deve aumentare. Invece, l'elevata concentrazione di protoni H^+ a destra raggiungerà un punto in cui non potrà più essere regolata dal sistema tampone del sangue. Cioè dal sistema tampone carbonato di sodio $\leftrightarrow$ acido carbonico, la cui capacità tampone controlla il valore di acidità del sangue in modo che non esca dal suo intervallo normale, che è compreso tra un valore di pH di 7,35 e 7,45. Affinché l'acidità rimanga all'interno del suo normale intervallo funzionale o valore, il pH deve essere 7,40. Quindi, se si verifica un aumento del valore di acidità, l'equilibrio si sposta verso un intervallo più elevato di concentrazione di protoni H+, cioè di acido urico enolico.

Questo sistema di regolazione è noto come tampone e, in questo caso, il carbonato di sodio proviene dal cloruro di sodio consumato con il pasto, quando il sale di cloruro di sodio è stato convertito in acido gastrico dall'enzima secretina. La funzione dell'acido gastrico è quella di attivare l'enzima pepsina in modo che degradi le proteine ingerite con il pasto. Le proteine devono essere scomposte nello stomaco durante la digestione, in modo che gli aminoacidi che le compongono raggiungano le cellule in forma libera. Nelle cellule, gli aminoacidi si legano all'RNA di trasferimento, in modo che i ribosomi li inseriscano uno ad uno, secondo la tripletta che porta l'RNA messaggero dal nucleo, affinché i ribosomi costruiscano le diverse proteine.

L'enzima pepsina è inattivato sotto forma di pepsinogeno, in modo che la pepsina non attacchi le proteine nello stomaco. Se la pepsina non viene inattivata, può verificarsi un'ulcera gastrica nel duodeno, che è altamente acido, perché è nel duodeno che il chimo prodotto durante la digestione viene neutralizzato. Il chimo viene neutralizzato dal liquido biliare.

Il grado di acidità dell'intestino tenue, a partire dalla valvola pilorica nel duodeno, deve essere alcalino, affinché non si formino bolle di anidride carbonica con l'acido cloridrico dello stomaco. Questo può portare ad altre conseguenze, come i reflussi che possono causare eruttazioni a causa del gas di anidride carbonica che si forma, e il trascinamento di fluidi biliari nell'esofago o la gastrite.

L'altro scopo della neutralizzazione del chimo da parte dei sali biliari nel duodeno è che gli enzimi tripsina e chimotripsina continuino la degradazione dei peptidi o dei resti proteici che non hanno potuto essere degradati durante la digestione dello stomaco; questi vengono degradati a un grado di acidità inferiore. In genere, questi peptidi che non sono stati degradati nello stomaco sono costituiti da aminoacidi aromatici, più difficili da degradare ad alta acidità.

Con il consumo di cellule animali, il valore di acidità del sangue esce dal suo intervallo funzionale e quindi il pH del sangue diminuisce, cioè l'acidità del sangue aumenta.

Ma a prescindere dal tipo di carne animale consumata, sia essa di mucca, di pecora, di pollo o di pesce, tutti gli esseri viventi sono costituiti da cellule e, a parte ciò che abbiamo detto, tutti noi siamo formati da materia magnetica sotto forma di spiriti, cioè l'energia che dà vitalità alla materia elettronica mutevole del corpo di qualsiasi essere vivente. Entrambe le energie sono prodotte dal movimento dell'Universo; quindi, tutti gli esseri viventi sono fratelli sia geneticamente che energeticamente.

Quando l'acido urico si accumula nel sangue, inizia a rilasciare il calcio dalle ossa e si forma l'urato di calcio; ma quando l'urato di calcio passa attraverso l'ambiente acido dei reni nella vescica urinaria, l'urato di calcio si cristallizza e si formano calcoli biliari e renali.

Le proteine consumate con il pezzo di carne portano con sé un eccesso di aminoacido metionina che, perdendo il suo gruppo metilico, viene convertito in omocisteina e porterà alla metilazione dell'uracile enolico e della citochina. In caso di acidosi, l'uracile dalla forma chetonica passa alla forma enolica; dalla forma enolica, l'uracile subisce, come la base citosina, un processo di metilazione. Il risultato di questo processo di metilazione è che entrambe le basi citosina e uracile diventeranno la base timina.

Il tautomerismo provoca l'alterazione delle forme degli accoppiamenti delle basi nel DNA e nell'RNA. Questo fatto è verificabile, poiché è nella forma enolica che si formano i cristalli di acido urico nelle articolazioni delle persone artritiche. Per essere più precisi, l'acido urico presente nelle articolazioni delle persone artritiche è quello che si trova nei reni ed è in realtà sotto forma di acido 3-metilurico, cioè l'acido urico nelle persone artritiche è in forma enolica.

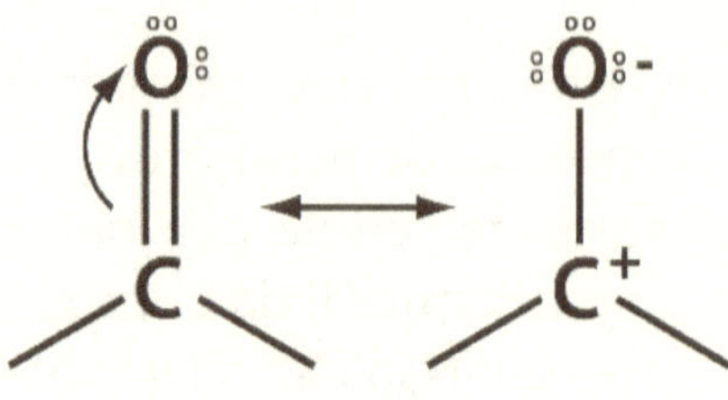

FIGURA 1

UN'ELEVATA ACIDITÀ CONVERTE IL GRUPPO CARBONILICO DI UN CHETONE =C=O A SINISTRA IN UN ALCOL ≡C-OH A DESTRA

Il processo di tautomeria è di natura chimica; pertanto, non abbiamo altro modo per spiegarlo. Perciò, cercate di fare qualche sforzo per comprenderlo in questo capitolo. Come abbiamo detto, il fenomeno del tautomerismo si verifica quando un chetone diventa un alcol, perché in ambiente acido gli alcoli sono più stabili dei chetoni.

Sebbene il doppio legame del chetone (=C=O) a sinistra della Figura 1 sia stabile, (~178 kcal/mol) è solo leggermente più forte del legame singolo (≡C-OH) dell'alcol a destra (~2 x 85,5 kcal/mol). Perché ciò avvenga, sono necessarie alcune condizioni: ad esempio, deve esserci un idrogeno H accanto al gruppo carbonilico (=C=O) in modo che possa staccarsi e compensare la carica positiva generata sull'atomo di carbonio (≡C+). È questo idrogeno che viene chiamato idrogeno alfa, perché è quello più vicino al gruppo carbonilico. È l'idrogeno alfa che può andarsene, in modo che il chetone possa essere convertito in alcol, cioè che possa subire un processo di tautomeria. L'idrogeno successivo che può andarsene è l'idrogeno beta, che è l'idrogeno sul carbonio 6 dell'uracile nella Figura 5, e così via, con questa facilità crescente nell'ordine: idrogeno alfa maggiore di idrogeno beta.

Nelle molecole in cui l'acidità permette che si verifichino queste condizioni, possono coesistere sia la forma chetonica che quella enolica, formando un equilibrio chimico dinamico. Vale a dire che una di queste forme passerà all'altra solo con una variazione del grado di acidità.

Possiamo dire che il contributo energetico della forma a destra nella Figura 1 può in alcuni casi essere fino al 50% di quello della forma a sinistra, il che significa che è possibile che entrambe le forme elettroniche, chetonica ed enolica, possano coesistere indipendentemente, formando due composti distinti, cioè un chetone in equilibrio con il suo alcol.

Nel definire il concetto di pH, un'importante classificazione delle reazioni ioniche nelle molecole organiche si basa sulla natura della particella reattiva, che viene convenientemente assunta come specie attaccante. Da questo punto di vista, o secondo la definizione di Gilbert Newton Lewis, l'acido di Lewis A della Figura 2 sarà la specie in grado di accettare una coppia di elettroni; di conseguenza, la sua carica elettronica è positiva. Mentre la base di Lewis B è la sostanza che cede una coppia di elettroni; la sua carica elettronica è negativa.

Stabilita questa definizione, abbiamo che: le sostanze organiche che sono accettori di elettroni sono chiamate acidi di Lewis A e sono identificate come sostanze elettrofile; cioè, le specie elettrofile sono quelle sostanze che hanno un'affinità per le particelle che hanno una carica negativa in eccesso. I donatori di elettroni sono invece le basi di Lewis B, dette nucleofile, in quanto sono particelle di elettroni che hanno un'affinità per i nuclei, o per quelli che portano una carica negativa.

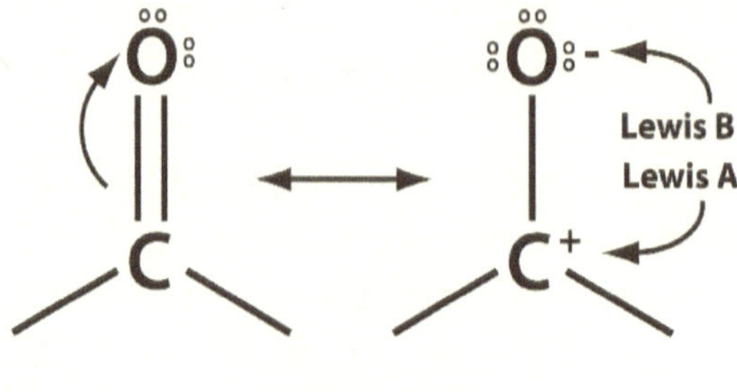

FIGURA 2

COMPORTAMENTO DEL GRUPPO CARBONILICO COME ACIDO DI LEWIS A E CONTEMPORANEAMENTE COME BASE DI LEWIS B

In questo modo si generano reazioni organiche che vengono classificate come elettrofile e/o nucleofile, a seconda del tipo di reagente che dona o accetta elettroni e che dà origine a queste reazioni.

Pertanto, si deduce che il gruppo carbonilico di un chetone da cui si possono creare le condizioni di equilibrio con il suo alcol, si comporterà contemporaneamente nella stessa molecola come un acido di Lewis A, ma allo stesso tempo come una base di Lewis B o un alcali, come le forme mostrate nella Figura 2. Questa è una proprietà o caratteristica intrinseca o caratteristica di un gruppo chetonico.

Si tratta di una proprietà o caratteristica intrinseca del comportamento del gruppo carbonilico di un chetone avente un idrogeno alfa, poiché gli elettroni tremolano da una forma all'altra nei composti in cui esiste tale possibilità, oppure, a seconda del grado di acidità. Ciò significa che queste sostanze si comportano come acidi di Lewis A o alcali di Lewis B e sono soggette alle condizioni acide del mezzo in cui sono immerse.

Le sostanze che hanno queste caratteristiche di comportarsi come acidi e basi a seconda del grado di acidità sono dette anfotere.

Quindi, se la sostanza si comporta come una base, prenderà un acido di Lewis A, come nel caso delle basi guanina chetone e uracile, che possono prendere un protone (H^+) nel loro gruppo carbonilico dal mezzo acido se si comportano come chetoni, o quando l'ambiente del nucleo cellulare diventa acido. In questo caso, è il fluido interno delle cellule a essere colpito dall'acidosi; ciò influenzerà le condizioni di acidità del sistema antiossidante all'interno delle cellule. Principalmente NADH e NAD^+ che, come abbiamo visto, sono responsabili dell'ossidazione del ferro II nell'emoglobina a ferro III e della riduzione del ferro III a ferro II, in modo che l'emoglobina possa trasportare ossigeno come ferro II e acido carbonico come ferro III. A sua volta, il sistema antiossidante all'interno delle cellule è necessario per mantenere questa gamma di acidità all'interno della sua normale funzionalità.

Se all'interno delle cellule si verificano condizioni di elevata acidità, il gruppo carbonilico del chetone $=C=O$ si trasforma in un gruppo alcolico, $\equiv C\text{-}OH$. Quindi, se il mezzo intercellulare diventa acido, il chetone, o base di Lewis B nella Figura 2, si trasformerà in un alcol, cioè in un acido di Lewis A. Questo è più stabile e reattivo del chetone quando il mezzo diventa più acido.

In queste circostanze, le molecole che si trovano in questa situazione sono costrette a subire un raggruppamento elettronico nei cromosomi del nucleo, come avviene per un chetone, o che è stato costretto a trasformarsi in un alcol. Si possono formare ioni enolato più stabili, come quelli mostrati a destra nella Figura 3.

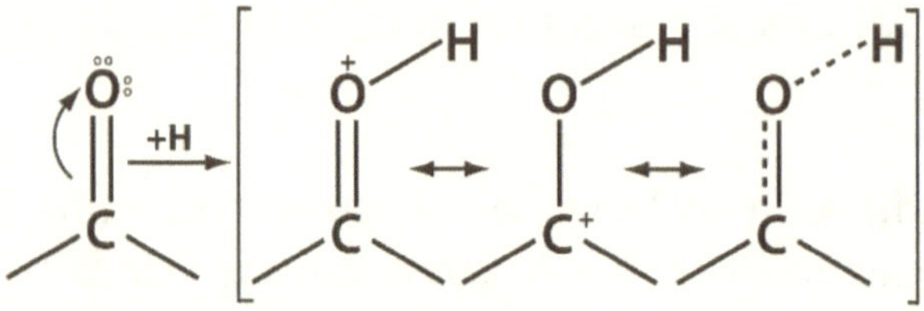

FIGURA 3

FORMAZIONE DI UNO IONE ENOLATO DALL'ACIDO DI LEWIS A SUL GRUPPO CARBONILICO DI UN CHETONE

Se il processo viene invertito, sullo ione enolato a destra nella Figura 3, avviene la protonazione sul carbonio e il chetone si rigenera nuovamente. Questo sarebbe ciò che inverte il cancro. Ma se la protonazione avviene sull'ossigeno, si formerà un enolo ($\equiv$C-OH). Quindi, come si può vedere nella Figura 4, un chetone C con queste caratteristiche mutevoli, o uno che ha un idrogeno alfa HA, sarà in equilibrio con il suo enolo E, che dipenderà dalle condizioni acide del nucleo cellulare.

Tuttavia, si può notare che possono esistere stati intermedi, come si può vedere nella Figura 3. In questo caso, l'acido di Lewis A sarà relativamente meno acido, cioè sarà un acido più basico.

L'acidità si muove su una scala relativa che va da 0 a 14. Quando l'acidità è compresa tra 0 e 7 è considerata acida, mentre da 7 a 14 è detta basica. Si presume che a pH 7,00 il grado di acidità sia neutro, anche se questo punto è difficile da raggiungere, poiché pH 7,00 è in realtà uno stato di transizione tra acidità e alcalinità. Un valore di pH pari a 7,00 è metastabile.

FIGURA 4

EQUILIBRIO CHETO-ENOLICO TRA UN CHETONE C CON IL SUO ALCOL E L'ALCOL ALFA E L'ALFA-IDROGENO HA CHE PUÒ ANDARE A FORMARE L'ENOLO E

Una caratteristica importante è che le forme chetoniche ed enoliche sono molecole reali. Sono cioè sostanze separate e distinte e non vanno confuse con gli isomeri di risonanza, che sono solo forme intermedie teoriche, altamente reattive, che non si fermano a formare sostanze stabili né hanno una reale esistenza fisica. È invece possibile preparare in laboratorio gli enolati, come mostrato nelle Figure 3 e 4. Per questo motivo, per identificare o descrivere la relazione tra le forme chetoniche ed enoliche, si è dovuto adottare un altro nome: si chiamano tautomeri; e quando si verificano queste interconversioni da cheto- a enolico o da una forma all'altra, il fenomeno è noto come tautomerismo. Tautomero deriva dalla parola inglese taut.

All'equilibrio si formano i tautomeri, che però passano rapidamente da una forma all'altra anche in condizioni ordinarie. Per questo motivo è difficile isolarli per caratterizzarli in laboratorio.

Per lo stesso motivo, è probabilmente impossibile da un punto di vista pratico misurare questo equilibrio cheto-enolico nel sangue di una persona affetta da cancro. Almeno per poter dimostrare che questa è la causa del cancro, o per provare l'esistenza di questi composti chetonici ed enolici come due sostanze distinte e indipendenti. O, se volete, per spiegare il fenomeno del tautomerismo, che è evidente e ragionevole dal punto di vista dedotto dall'analisi elettronica e teorica della struttura molecolare di ogni molecola che può partecipare a un processo di tautomerizzazione. Dobbiamo il concetto di tautomeria al chimico olandese Jacobus Henricus van 't Hoff.

Poiché è impossibile misurare, ad esempio, il grado di spostamento dell'equilibrio tautomerico di un DNA in vivo, si è cercato di simulare questo equilibrio con esperimenti in vitro utilizzando la cosiddetta "Teoria Funzionale della Densità Combinata" con il modello di soluzione continua di Poisson-Boltzmann. Si tratta di un metodo teorico quantistico, che porterà a una probabilità teorica solo attraverso la simulazione sperimentale. Tuttavia, il tautomerismo può essere dedotto teoricamente, semplicemente affinando l'analisi e conoscendo le caratteristiche chimiche delle cinque basi che compongono il DNA e l'RNA delle cellule, come ad esempio le basi che compongono il DNA mostrate nella Figura 5.

Nella Figura 5 possiamo distinguere le cinque basi che si trovano nel nucleo delle cellule per i cromosomi per costruire la sequenza del DNA e per i ribosomi per costruire le proteine. Le quattro basi coinvolte nella formazione del DNA sono: adenina A, guanina G, timina T e citosina C. I gruppi di collegamento che non sono mostrati sono le linee tratteggiate (---) che corrispondono alle molecole di zucchero desossiribosio che formano le catene laterali del DNA, o quelli che abbiamo già identificato come nucleosidi. La base uracile non partecipa alla conformazione del DNA; la base uracile partecipa solo alla conformazione dell'RNA.

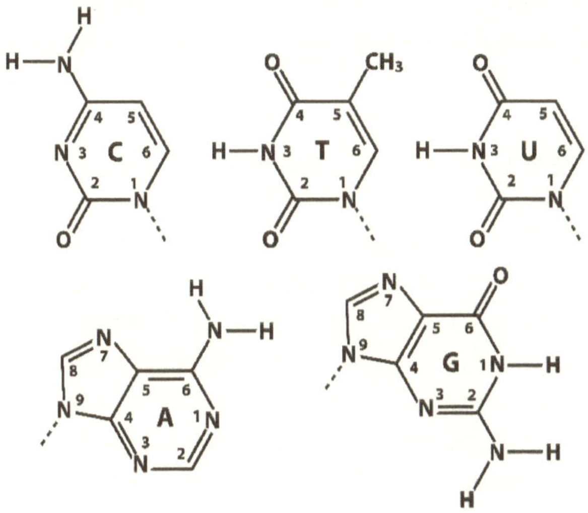

FIGURA 5

LE CINQUE BASI CHE SONO AL CENTRO DI UNA CELLULA SANA CELLULA SANA

Queste basi si formano nel nucleo a partire dal folato e l'acido folinico si forma dal folato. Il folato si trova nei frutti verdi e una delle forme attive del folato è l'acido folico, per cui se ne raccomanda il consumo in gravidanza per prevenire errori genetici nel feto, come la spina dorsale bifida o aperta.

Nelle condizioni più severe di acidità o nel normale ambiente chimico all'interno del nucleo delle cellule, nei cromosomi, la base timina si ottiene partecipando solo al DNA; ma la base timina non partecipa alla formazione dell'RNA.

Ciò significa che, in qualche modo, nel nucleo delle cellule, le basi che compongono il DNA sono soggette a cambiamenti, che si verificano in base alle condizioni acide o basiche del nucleo. È questo che determina la forma di questi accoppiamenti di basi originali nei cromosomi. Pertanto, le condizioni acido-base in cui si verificano gli accoppiamenti saranno determinate dal grado di acidità che prevale all'interno del nucleo delle cellule; perché, come si vede, questa forma molto specifica di accoppiamento delle basi dipende dalle funzioni che ogni coppia di basi deve svolgere nel DNA e nell'RNA all'interno e all'esterno del nucleo.

Se osserviamo la Figura 5, notiamo che l'unica cosa che differenzia la base timina dalla base uracile è che la base timina ha il gruppo metile (-CH$_3$) inserito sul carbonio 5 dell'anello. In qualche modo, o perché il gruppo metilico è una specie reattiva che conferisce carica negativa, questo gruppo metilico è vicino al gruppo chetonico della timina, il che non permette alla base timina di tautomerizzarsi, o al chetone della base timina di diventare un enolo.

L'altra ragione è che, al carbonio 5, il gruppo metile ha sostituito l'idrogeno alfa, quindi la timina non può subire tautomerizzazione. La base timina ha solo un idrogeno beta al carbonio 6, ma la base timina ha meno probabilità di essere tautomerizzazione. Invece, da un punto di vista relativo o di probabilità, il tautomerismo si verificherà più fortemente nella base chetonica della guanina, perché l'ossigeno della guanina chetonica attirerà il protone dal mezzo acido o dall'azoto adiacente al gruppo chetonico, cioè l'azoto numero 1, come mostrato nella Figura 5.

Per quanto riguarda la base uracile, si può vedere nella Figura 5 che la base uracile ha due idrogeni alfa adiacenti al gruppo carbonilico sul numero di carbonio 4; in particolare sull'azoto numero 3 e sul numero di carbonio 5. Pertanto, nell'uracile si può formare un doppio legame non appena l'uracile si trasforma dalla forma chetonica a quella enolica grazie all'idrogeno che lascia il carbonio numero 5. In questo modo, l'idrogeno alfa sull'azoto numero 3 uscirà più facilmente, il che è più probabile che accada sulla base enolica dell'uracile. Pertanto, quando il mezzo è acido, si verificherà la metilazione della base enolica dell'uracile, come illustrato nella Figura 12.

Le basi adenina e guanina sono quelle che corrispondono al gruppo purinico, cioè sono basi meno basiche. Le basi citosina, timina e uracile appartengono al gruppo delle pirimidine, cioè sono basi più basiche.

Secondo quanto abbiamo visto in questo equilibrio cheto-enolico, le basi che contengono nella loro struttura elettronica gruppi chetonici ($=C=O$), più un idrogeno alfa che può essere staccato, queste basi possono essere configurate sotto forma di un enolo, cioè un alcol ($\equiv C\text{-}OH$) in modo da produrre un doppio legame nell'anello. Pertanto, questa base diventerà una molecola più stabile dal punto di vista aromatico quando l'ambiente chimico diventa acido.

Invece, la base citosina, pur avendo un gruppo chetonico sul carbonio 2, questa base pirimidinica ha la caratteristica elettronica di non avere un idrogeno alfa sull'azoto adiacente ai carboni numero 1 e 3 del suo gruppo chetonico. In altre parole, la citosina non ha un idrogeno alfa che possa essere staccato per catturare uno dei legami e quindi chiudere stabilmente l'anello, condizione necessaria per la formazione dell'enolo. Il doppio legame nell'anello della base della citosina è completo di atomi di idrogeno, per cui la base della citosina è inalterabile per un processo di tautomeria elettronica.

Concludiamo che ciò che può accadere alla base citosina è la metilazione quando l'ambiente cellulare diventa più acido, poiché l'elevata acidità esporrà il carbonio 5 dell'anello citosina ai nucleofili o ai gruppi scavenger dei nucleosomi, come il radicale metile ($\cdot CH_3$) quando l'ambiente cellulare diventa più acido. Oppure quando tali gruppi metilici sono più abbondanti a causa del consumo di proteine animali.

Questo porta alla demetilazione dell'aminoacido metionina. L'aminoacido metionina è quello che si trova più frequentemente in tutte le proteine animali, perché è quello che segna la tripletta di iniziazione per il ribosoma; in altre parole, la metionina è il codice che dice al ribosoma di 'iniziare qui', in modo che il ribosoma possa iniziare il processo di creazione di una proteina. Quindi, la metionina è presente in tutte le proteine animali.

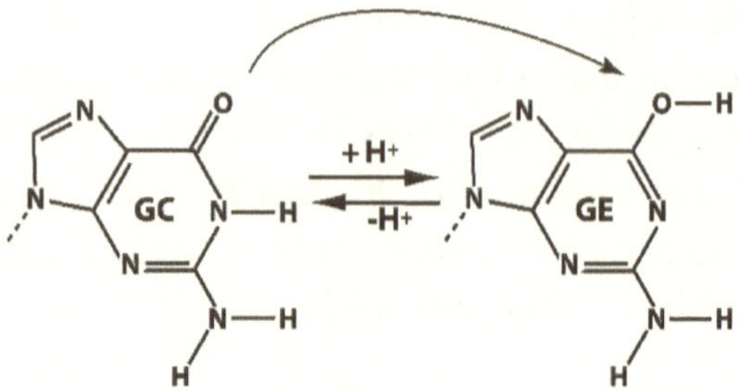

FIGURA 6

TAUTOMERISMO NELLA GUANINA: SE IL MEZZO È ACIDO LA GUANINA CHETONICA GC SI CONVERTE IN GUANINA ENOLICA GE

Il corretto accoppiamento o meno di queste due basi dipende dalla modifica che i cromosomi devono apportare per cambiare la struttura elettronica del DNA. Nel DNA normale, infatti, le basi sono legate elettronicamente da legami idrogeno (la linea tratteggiata nella Figura 8; H---O=C=, H---N=). I legami o ponti che si formano tra gli atomi di idrogeno sono noti come forze di Van der Waals.

Come vedremo più in dettaglio nel caso della metilazione, questo cambiamento avviene perché il consumo di carne di un altro animale apporta le cellule, le proteine e il colesterolo specifici di ogni stirpe animale, motivo per cui si verificano gli attacchi di cuore. Le proteine della carne animale sono ricche dell'aminoacido metionina, che provoca la metilazione e induce il cancro.

L'aminoacido metionina, perdendo il suo gruppo metilico, si trasforma in omocisteina che, oltre a lasciarci con un'abbondanza di gruppo metilico, fa sì che le basi citosina e uracile si convertano entrambe in timina. L'aminoacido omocisteina è anche un agente antiossidante; pertanto, l'omocisteina usurperà il ruolo antiossidante degli altri antiossidanti naturali all'interno delle cellule, quali: l'enzima superossido dismutasi, la fosfatasi alcalina, l'esochinasi e il NAD^+ ossidato e il NADH ridotto, che, come abbiamo visto, hanno la funzione di modificare lo stato di ossidazione del ferro dell'emoglobina. Così, l'emoglobina trasporta alternativamente ossigeno e anidride carbonica sotto forma di acido carbonico.

Non abbiamo bisogno di consumare proteine per vivere, ma gli aminoacidi che queste catene contengono, che possiamo trovare in modo più abbondante e vario nei vegetali. Come abbiamo detto, l'enzima pepsina presente nello stomaco scompone queste proteine per ottenere gli aminoacidi. Ad esempio, nel riso e nei legumi le proteine sono a catena più corta, quindi sono più facili da digerire rispetto alle proteine della carne animale. Tuttavia, le proteine dei legumi e del riso non sono complete, cioè non contengono tutti gli aminoacidi essenziali. Le proteine della carne, ad esempio del manzo, sono complete, perché la mucca ottiene la sua razione completa di aminoacidi essenziali e non essenziali solo mangiando vari tipi di verdure. Ma mangiando riso con legumi, otteniamo gran parte degli 8 aminoacidi essenziali da questa combinazione.

Infatti, animali vegetariani come ippopotami, gorilla, mucche, giraffe ed elefanti mangiano solo verdure per ottenere la loro razione giornaliera di aminoacidi. Gli esseri umani non hanno bisogno di uccidere altri esseri per mangiarli, perché il cibo si trova in abbondanza nei vegetali, ma non dovremo correre dietro a un animale per ucciderlo. L'addomesticamento degli animali, nella cosiddetta agricoltura animale, è un inganno nei confronti dei nostri fratelli, che sono quelli che pagano con le loro disgrazie questa ignoranza dell'alimentazione umana.

Capitolo 3

ACCOPPIAMENTO TRA LE BASI

Nel DNA normale, la base chetonica guanina può formare legami idrogeno con l'idrogeno legato all'atomo di azoto 1 e con l'idrogeno dell'azoto del gruppo amminico, che è legato al carbonio numero 2, come si può vedere nella Figura 5. Delle tre basi pirimidiniche come timina, uracile e citosina presenti nel nucleo che possono soddisfare questa condizione di accoppiamento con la base chetonica guanina, è la base citosina.

Non esiste un'altra base pirimidinica che abbia le stesse caratteristiche elettroniche della citosina. Inoltre, questo accoppiamento è ottenuto da entrambe le basi in forma coniugata. Come si può vedere nella Figura 7, che mostra come la base guanina chetone contribuisca al legame a idrogeno attraverso il gruppo amminico attaccato al carbonio numero 2. Inoltre, le due basi sono unite dal gruppo amminico. Inoltre, sono unite dall'atomo di idrogeno legato all'azoto numero 1. Nel frattempo, la base citosina contribuisce alla formazione del legame idrogeno, anche grazie al suo gruppo amminico legato al carbonio numero 4. La forza del triplo legame è reciproca.

La forza di questo triplo legame è reciproca; pertanto, questa è la forma più stabile di accoppiamento che forma il DNA. Invece, questa condizione chimica con la base chetonica guanina non può essere soddisfatta dalla base uracile. Pertanto, la base uracile non può legarsi alla base chetonica guanina o alla base adenina per formare il DNA. Concludiamo che, naturalmente o normalmente, nel DNA, la base chetonica guanina può formare legami idrogeno solo con la base citosina, poiché non esiste nessun'altra base che possa formare questo legame.

La base adenina ha solo due possibilità, in quanto ha un singolo idrogeno nel suo gruppo amminico attaccato al carbonio numero 6. Quindi, affinché la base adenina possa formare un legame idrogeno con l'ossigeno, questo accoppiamento può avvenire solo se l'adenina accetta un legame idrogeno sul suo azoto numero 1 per formare due legami idrogeno. Questa è una condizione chimica possibile solo tra la base adenina e la base timina. In questo caso, come si può vedere nella Figura 5, la base adenina potrebbe accoppiarsi con la base chetonica uracile, ma solo in modo relativo, perché la base timina è più basica della base uracile. Poiché la base timina, come abbiamo detto, porta sul carbonio numero 5 del suo anello il gruppo metilico che ha sostituito l'idrogeno alfa. Pertanto, questo gruppo metilico conferisce alla base timina una maggiore stabilità energetica.

Da un punto di vista elettronico, la base uracile non sarà in grado di accoppiarsi nemmeno con la base adenina. Ma nel nucleo cellulare non esiste un'altra base che abbia le stesse o simili caratteristiche elettroniche della base timina, né un'altra base che possa soddisfare questa condizione per sostituirla.

Quindi, la base uracile non si adatta alla base adenina o alla base chetonica guanina per formare legami idrogeno; finché la condizione acida all'interno del nucleo è normale, il DNA si replica in quel modo specifico in condizioni di acidità standard del DNA. Infatti, se ciò non avvenisse, i due gruppi chetonici della base timina si troverebbero uno di fronte all'altro in una fila della catena laterale del DNA e questi gruppi chetonici si respingerebbero, interrompendo la sequenza su quel lato dell'elica nella catena del DNA.

Nel DNA normale o N-DNA mostrato nella Figura 10, vediamo che si forma un altro legame idrogeno tra le basi della timina e della citochina. Questo legame fa sì che il filamento di DNA si attorcigli come una spirale. Il legame timina-citochina si perde in caso di cancro.

Pertanto, né la base uracile né la base timina possono accoppiarsi con la base chetonica guanina per formare una struttura a catena nel DNA normale. Invece, questa struttura chimica di accoppiamento può essere realizzata solo dalla base citosina con la base chetonica guanina.

Il cancro è un fenomeno chimico, quindi dobbiamo sapere come sono questi accoppiamenti per sapere come il cancro può essere generato chimicamente, perché il DNA che dà a ogni cellula la sua struttura è costituito da materia elettronica, che farà gli aggiustamenti necessari tra gli accoppiamenti elettronici. Le cellule composte si sono formate dalla mutazione di virus; pertanto, le cellule non sono consapevoli della loro esistenza o delle loro prestazioni negli esseri viventi, anche se sono solo esseri chimicamente funzionali.

Inoltre, la forma di questi accoppiamenti base-base è la materia elettronica che si è formata dall'energia elettronica. Pertanto, ci si può aspettare che essa, come tutte le forme di materia, cambi costantemente, perché può formare un numero infinito di tipi e combinazioni tra le infinite gamme di energia e i diversi tipi di materia di origine elettronica.

Lo spirito, invece, è costituito solo da massa magnetica e può conoscere o meno il meccanismo di accoppiamento delle basi nel DNA delle cellule che compongono il suo corpo fisico, che è costituito da materia elettronica. Solo la conoscenza dello spirito sarà consapevole di come avvengono questi accoppiamenti, e la conoscenza si acquisisce attraverso l'apprendimento.

Le cellule di un corpo vivente non hanno memoria, perché provengono da un diploide. Il diploide deriva dall'integrazione di due aploidi: un aploide proviene dalle gonadi del maschio e l'altro aploide proviene dall'uovo della femmina. La memoria è portata dallo spirito in forma magnetica, che viene incorporata nel bambino nel grembo materno, 5 mesi dopo la gestazione, quando il diploide è diventato un bambino con il suo sesso definito.

Lo spirito e il corpo sono due tipi di energie diverse. Il corpo fisico contiene solo materia elettronica; mentre lo spirito che abita il corpo fisico è costituito da massa magnetica senza materia elettronica.

Il mondo fisico è solo una stazione per l'attrazione spaziale tra il genere femminile e quello maschile. Nella razza umana, queste due energie magnetiche ed elettroniche formano le energie di una donna e di un uomo. La donna deriva dall'integrazione dei fermioni negativi e l'uomo dall'integrazione dei fermioni positivi. Ma questa attrazione fisica è la stessa per tutti i generi di organismi viventi.

Ciò che si definisce morte sulla terra non può esistere in nessuna forma, perché è impossibile che la materia elettronica del corpo fisico muoia, e la probabilità che la massa magnetica dello spirito muoia è nulla. C'è solo una separazione dei due tipi di energia. La massa magnetica si separa dalla materia elettronica del corpo quando il corpo elettronico completa i suoi cambiamenti fisici nel suo stato evolutivo. Sulla Terra questo momento è chiamato vecchiaia. È solo un momento, perché il tempo non esiste nel mondo spirituale. In quel momento di disconnessione, la materia elettronica del corpo sarà priva della massa magnetica che le ha dato vita e la materia elettronica in evoluzione del corpo sarà libera sulla Terra; quindi, continuerà a cambiare con il passare del tempo. La massa magnetica dello spirito, invece, sarà eternamente magnetica nell'istante eterno. Ciò che la massa magnetica dello spirito acquisisce alla nascita è la conoscenza del periodo in cui ha fatto parte di un corpo fisico.

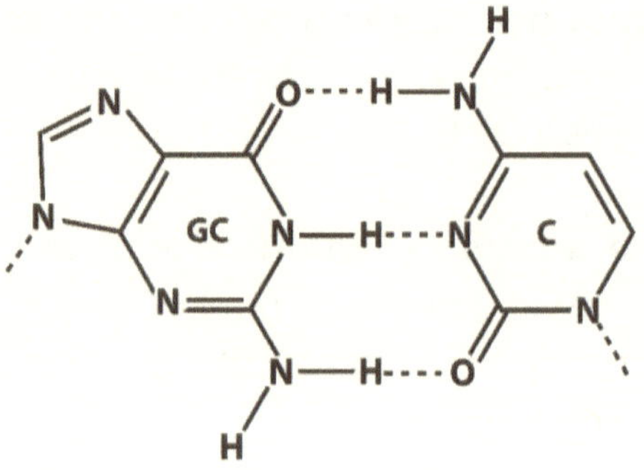

FIGURA 7

**PONTE IDROGENO DELLA GUANINA GC CHETONICA
ACCOPPIATA ALLA BASE C DELLA CITOSINA NEL DNA NORMALE**

Il fenomeno dell'accoppiamento tra le basi del DNA è il risultato della combinazione di questi due tipi di energie in una condizione che oggi diciamo essere di natura chimica. Questo è fondamentale per la manifestazione della vita fisica attraverso il corretto accoppiamento delle basi nel DNA. Infatti, la materia elettronica forma una sequenza di accoppiamenti che conferiscono le caratteristiche fisiche a ciascun individuo per mezzo di un codice genetico.

Affinché questa integrazione dei due tipi di energia abbia questa funzionalità o forma di vita, le basi puriniche possono essere accoppiate con le basi pirimidiniche in un modo specifico, o solo in quel modo: la base chetonica guanina si accoppia con la base citosina, e la base adenina si lega solo con la base timina. Poiché la base uracile non soddisfa queste condizioni, essa non può partecipare o far parte del DNA, come illustrato nella Figura 8.

Le quattro basi si accoppiano nel DNA tramite legami idrogeno, formando coppie o gruppi di due, che si accoppiano nel modo già citato: la coppia formata dalle basi adenina=timina e la coppia formata dalle basi guanina-cheto≡citosina unite da due e tre legami idrogeno rispettivamente. Ma nel DNA normale, tra le due coppie di basi pirimidiniche si forma un altro ponte idrogeno, ovvero il ponte idrogeno timina-citosina.

In questo caso, queste coppie di basi fanno sì che le due catene nucleotidiche che compongono il DNA siano unite dai ponti idrogeno rappresentati dalle linee tratteggiate tra le basi formate da tre coppie di basi: adenina-timina, timina-citosina e guanina-chetone-citosina.

Quindi, la giunzione in questo tratto di DNA, come possiamo vedere, è in realtà più complessa della semplice giunzione tra le basi adenina=timina (A=T), timina-citosina (T-C) e guanina≡citosina (G≡C). Questo fa sì che il DNA sia stipato e attorcigliato insieme come la molecola più affascinante conosciuta nella chimica che forma la vita.

Alle estremità laterali della molecola di DNA, i legami nu-cleotidici sono formati tra i nucleotidi da ligandi con le mole-cole di zucchero desossiribosio e acido fosforico. Questi le-gami creano un effetto di torsione da sinistra a destra del DNA. Per la torsione da sinistra a destra di questa spirale, tutte le molecole di desossiribosio devono essere destre, ma in ordine sequenziale. Pertanto, uno zucchero mancino non può intervenire con uno zucchero destrorso, perché sarebbe un gran pasticcio; altrimenti non ci sarebbe vita.

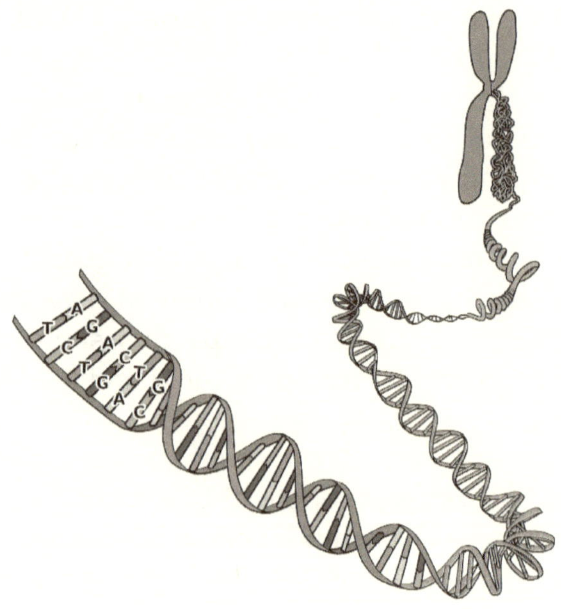

FIGURA 8

UNA MOLECOLA DI DNA SINTETIZZATA DAI CROMOSOMI. È LA MOLECOLA PIÙ STRAORDINARIA DELLA CHIMICA, PERCHÉ È LA MOLECOLA ELETTRONICA CHE DÀ L'ENERGIA DELLA VITA A TUTTI GLI ESSERI SULLA TERRA

Lo stesso vale per la formazione delle proteine: tutti gli amminoacidi coinvolti nella formazione delle proteine sono mancini, ma non esiste una sequenza di amminoacidi mancini e destrorsi. Gli aminoacidi destrorsi non sono coinvolti nella conformazione delle proteine, perché una sequenza di aminoacidi destrorsi e sinistrorsi non permetterebbe alle proteine di arrotolarsi tridimensionalmente. Se si trattasse di un aminoacido mancino seguito da un aminoacido destrorso, le proteine sarebbero dritte e i corpi fisici non esisterebbero. Le proteine devono essere tridimensionali perché, tra le altre funzioni, queste molecole costituiscono il riempimento dello scheletro del corpo fisico.

Questa forma di accoppiamento tra molecole sinistre e destre è dovuta alla chiralità; proprio come la chiralità degli amminoacidi crea le proteine, dove tutti gli amminoacidi coinvolti nelle proteine sono sinistri; e quando si cerca di introdurre un amminoacido destrorso, questo non si adatta perché cambierebbe la sequenza degli amminoacidi nella catena proteica.

I legami di questi pioli sono dovuti sia alla chiralità sia alla forza dei legami idrogeno tra le coppie delle basi puriniche adenina e guanina con le basi pirimidiniche timina e citosina. Mentre le linee laterali continue che collegano queste coppie sono formate dall'accoppiamento di queste due coppie di basi. Pertanto, abbiamo detto che acidità o basicità sono termini relativi, poiché altre forze di legame elettronico, come i legami a idrogeno, sono coinvolte nell'unione degli atomi.

Come indicato, il fenomeno del tautomerismo può verificarsi solo per le basi chetoniche della guanina e per l'uracile quando quest'ultimo è diventato enolico. Ciò avviene non appena l'ambiente chimico del nucleo cellulare diventa più acido. Quando ciò accade, il gruppo chetonico sul carbonio numero 6 della base guanina o sul numero 4 dell'uracile rende le basi chetoniche guanina e uracile enoliche. In altre parole, la guanina e l'uracile in forma alcolica diventano basi che, invece di cedere, accettano cariche elettroniche per formare legami a idrogeno. Possiamo dire che quando le basi guanina e uracile erano chetoniche, ciò le rendeva basi nucleofile, o basi di Lewis. Ma logicamente, quando l'acidità è elevata nel nucleo della cellula, le basi chetoniche della guanina e dell'uracile diventano basi enoliche, cioè sono ora elettrofile, o acidi di Lewis.

Mentre gli idrogeni alfa, cioè il numero 1 della guanina chetonica e i numeri 5 e 3 dell'uracile, essendo legami deboli, questi idrogeni possono essere facilmente abbandonati, quando si verifica un cambiamento di acidità verso un valore più alto. Pertanto, l'idrogeno del gruppo amminico sul carbonio numero 2 dell'anello di base della guanina enolica rimarrà un accettore di cariche elettroniche. Quando la base uracile diventa enolica, perde l'idrogeno sull'azoto 3; quindi, non si può più formare un ponte idrogeno in quel sito.

Il gruppo amminico sulla guanina enolica continuerà a formare il ponte idrogeno, come si può vedere nella Figura 9 per il caso della guanina enolica. Pertanto, l'azoto numero 1 della base della guanina enolica è ora impoverito di idrogeno, il che significa che la base della guanina enolica non può più formare un ponte idrogeno specificamente in questo sito, cioè non c'è più idrogeno alfa nella base della guanina enolica che può essere rilasciato per formare un doppio legame.

Tuttavia, la base guanina nella sua forma enolica sarà in grado di formare un ponte idrogeno con l'atomo di azoto che ha perso il suo idrogeno alfa. Ma l'unica base in grado di fornire l'idrogeno per formare tale legame idrogeno è la base timina, cioè la base numero 2 nella Figura 5. Poiché, a causa del tautomerismo, la base uracile è diventata simile alla base citosina, essa non ha un idrogeno sul suo azoto numero 3, come si può vedere nella Figura 5.

Pertanto, questo nuovo requisito circostanziale non può essere soddisfatto dalle basi citosina, né dall'uracile, ma dalla base timina nella sua forma chetonica, non appena la base chetonica guanina e la base uracile diventano basi con una configurazione elettronica enolica. Quindi, per formare un accoppiamento con la base guanina nella sua forma enolica, l'unica base rimasta nel nucleo delle cellule per i cromosomi per formare il legame idrogeno come nella Figura 8, è la base timina.

Se guardiamo di nuovo la Figura 5, forse questo requisito può essere soddisfatto meglio dalla base timina con la base guanina enolica, perché in questo caso di maggiore acidità, il gruppo chetonico sul carbonio numero 4 della base timina deve essere più stabilizzato. Poiché la base timina ha un gruppo metilico sul carbonio numero 5 del suo anello e nessun idrogeno alfa, la base timina è resistente al tautomerismo, ma questa stabilità è dovuta al contributo del gruppo metilico sul carbonio numero 5 della base timina in Figura 5.

L'acidosi e la metilazione causano la perdita della base uracile e della base citocromo dal nucleo della cellula. Perché queste due basi saranno convertite in timina quando si verificherà un tautomero nelle basi enoliche citosina e uracile. In definitiva, è la base timina nel DNA che può compensare la mancanza di citosina e uracile, poiché è l'unica base che può accoppiarsi con la base enolica guanina, come si può vedere nella Figura 10.

Dopo aver visto ciò che mostrano le Figure 3 e 6 riguardo al tautomerismo delle basi uracile e guanina, osserviamo la Figura 10 per vedere cosa succede quando la base guanina si trasforma dalla sua forma chetonica alla configurazione spaziale enolica nel DNA della cellula, che è una condizione elettronica relativamente più stabile in queste condizioni di acidosi.

Ora, però, si sono create le condizioni per cui l'accoppiamento della base guanina alla sua forma enolica, invece di avvenire con la base citosina, avviene con la base timina. Come mostrato nella Figura 9.

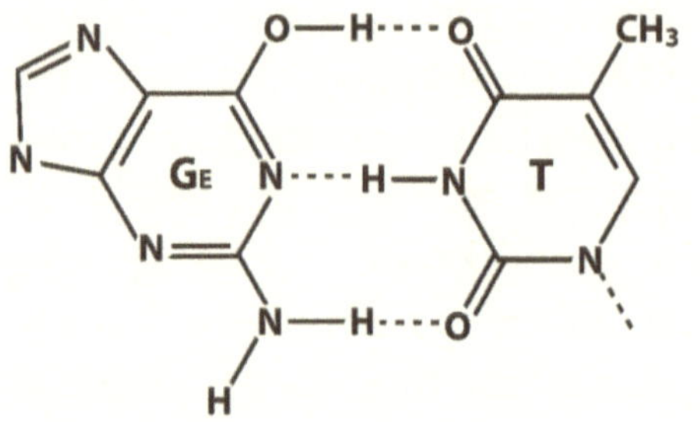

FIGURA 9

NEL DNA, LA GUANINA NELLA FORMA ENOLICA GE PUÒ ACCOPPIARSI SOLO CON LA BASE TIMINA

Questo aumento dell'acidità, come abbiamo detto, ha avuto origine dalla condizione di acidità del citoplasma e poi del nucleo, a sua volta causata da un eccesso di acido urico, acido carbonico e acido lattico, come prodotto dell'emolisi e della glicolisi nei mitocondri delle cellule muscolari. Il processo di respirazione è stato influenzato e l'apporto di ossigeno attraverso la normale via di respirazione è diminuito. Questo, a sua volta, ha influenzato il sistema di ossidazione/antiossidazione e così via. In seguito, il complesso enzimatico, che prima dell'acidosi era controllato dalla cellula stessa, verrà interrotto.

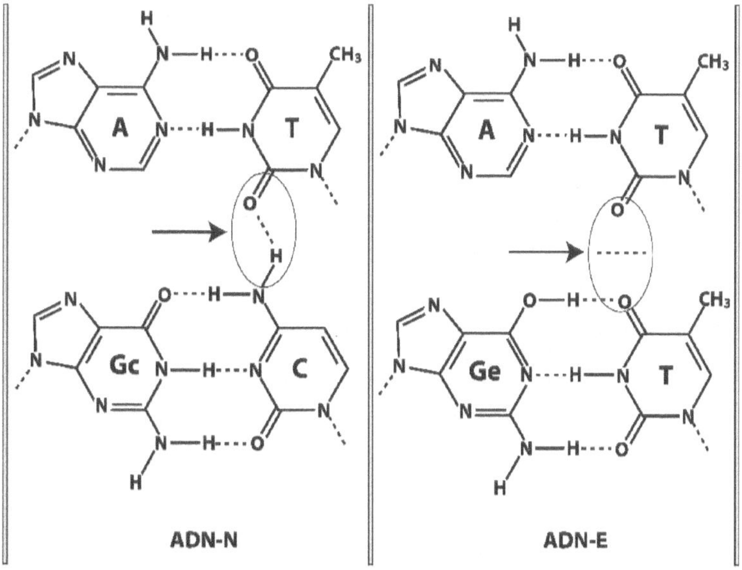

FIGURA 10

N-DNA: DNA NORMALE GUANINA CHETONICA Gc ACCOPPPIATA CON CITOSINA. E-DNA: GUANINA ENOLICA Ge ACCOPPPIATA CON LA BASE DI TIMINA. È COSÌ CHE SI ORIGINA LA MUTAZIONE DEL DNA CHE DÀ ORIGINE AL CANCRO

Questa condizione negativa è iniziata, come abbiamo dimostrato, dallo squilibrio delle concentrazioni tra acido urico e urato di sodio: [acido urico] ↔ [urato di sodio] [protoni H+], dal momento in cui abbiamo iniziato a ingerire le cellule inattive della carne animale. Come abbiamo visto, la concentrazione del nostro antiossidante urato di sodio deve essere almeno 40 volte superiore a quella dell'acido urico.

Quindi, le cellule portatrici di questo DNA errato AND-E nella Figura 10, perdono la loro struttura o configurazione elettronica, così come la loro proprietà chimica originale, e possono verificarsi problemi legati a questa sequenza genica distorta.

La replicazione di queste cellule mutanti induce, ad esempio, un lieve tumore che, con il progredire delle dimensioni, diventerà visibile come cancro man mano che la replicazione di queste cellule geneticamente attive procede. Tuttavia, pur essendo attive, queste cellule si replicano più velocemente delle cellule sane. Sono mutevoli, perché è la natura della materia elettronica che forma il DNA a cercare la sua regolazione elettronica, a seconda delle condizioni di acidità dei cromosomi all'interno del nucleo della cellula, come illustrato nella Figura 10. Quindi, provocando l'acidosi, cerchiamo di ottenere un risultato positivo.

Quindi, provocando l'acidosi, siamo riusciti anche a modificare la struttura molecolare chetonica o normale della guanina e dell'uracile chetonici. Pertanto, saranno modificate anche le condizioni necessarie per la formazione naturale dei legami a idrogeno (H---O=C=, H---N=). Perché in ogni caso la struttura tautomerica o enolica della guanina può accoppiarsi solo con la struttura chetonica o normale della base timina, introducendo così un errore di accoppiamento nel DNA mutato.

Il triplo legame che la base guanina deve formare con la base citosina deve possedere la particolare caratteristica di apportare il suo quinto legame idrogeno tra le coppie di basi timina e citosina, che, come detto, conferisce maggiore stabilità energetica e tridimensionalità al DNA, rafforzando o stabilizzando la struttura originale del DNA. Pertanto, questa influenza come triplo legame deve essere importante. Anche il quinto ponte timina-citosina deve conferire al DNA una maggiore stabilità, come si può vedere nella parte sinistra della Figura 10. Si tratta del ponte idrogeno numero 3. Questi legami idrogeno producono un affollamento che impone al DNA normale una stabilità ad alta energia.

Invece, questo ponte idrogeno tra la base timina e la base citosina scompare quando la base guanina in forma enolica si accoppia con la base timina. In altre parole, il ponte idrogeno tra le coppie di basi viene a mancare, come mostra la linea tratteggiata nella Figura 10. Quindi, la forza del triplo legame è minore nel DNA sbagliato e, in un certo senso, il DNA sbagliato diventa energeticamente più debole. Sarà necessaria meno energia per sintetizzare il DNA non corrispondente e il DNA mutato si replicherà più velocemente del DNA normale, come nel caso del cancro.

Si tratta di una mutazione di tipo transitorio, perché è causata dalla sostituzione tra basi della stessa classe, cioè pirimidina per pirimidina (la base citosina per la base timina), che è più probabile, in quanto questa forma di accoppiamento non introduce un cambiamento sostanziale nella struttura chimica normale, o in quella del DNA originale, come si può vedere nella Figura 9.

Tuttavia, i cromosomi di una cellula che sono coinvolti in questo tautomero, e se il tautomero diventa perentorio, la cellula sarà in grado di continuare con il suo lavoro riproduttivo, ma, instradata da una logica di carattere chimico dei suoi cromosomi, come si può vedere nella Figura 8.

La sintesi del DNA sarà in contrasto con le altre cellule, almeno in termini di velocità di replicazione e funzionalità. Questa cellula non sarà adatta a configurare la materia elettronica del corpo di un essere umano nato con un conglomerato di cellule normali. Ma un cambiamento nella struttura dei loro geni è stato introdotto dal loro modo di alimentarsi. Pertanto, queste cellule mutanti appartenenti allo stesso corpo entreranno in conflitto con le altre cellule sane.

È importante sapere, come abbiamo detto, che queste differenze sono relative l'una all'altra, perché nei legami elettronici non deve esserci necessariamente un contrasto marcato perché avvengano i necessari aggiustamenti e perché gli accoppiamenti tra le basi siano favorevoli. In senso relativo, si può dire che se nel nucleo cellulare ci fosse un'abbondanza di gruppi metilici, la base citosina non sarebbe più disponibile, perché nel processo di metilazione, come vedremo, l'intera base citosina verrebbe convertita in base timina, che è il partner della base adenina.

Quindi, il nucleo della cellula, quando è coinvolto in un processo di tautomerizzazione e metilazione, si trasformerà energeticamente in una configurazione chimica relativamente stabile e funzionale, in quelle condizioni di maggiore acidità del nucleo della cellula, in modo che i cromosomi della Figura 8 replichino il DNA nel modo sbagliato. Ma la loro velocità di replicazione, pur essendo logica da un punto di vista chimico, sarà alterata da un punto di vista biologico, e questo è ciò che si manifesta in quella che chiamiamo mutazione. Non è più la stessa molecola di DNA originale che si è sviluppata nello stesso corpo fatto di materia elettronica e massa magnetica.

Non è una condizione che può essere ereditata da una modifica genetica in tutte le cellule, perché un tale cambiamento nei geni già formati sarebbe complicato da verificarsi nello stesso corpo. Una persona in fase terminale di cancro non può dare alla luce un essere mutato, o che porti con sé la mutazione; oppure una donna incinta che ha acquisito la gravidanza durante la formazione di cellule mutanti può trasmettere al feto un DNA distorto, per cui il bambino potrebbe soffrire di un cancro ereditato dalla madre. Se così fosse, si concluderebbe che il cancro non può essere invertito nei bambini nati con le cellule mutate, ma sappiamo che la mutazione può essere invertita in una persona nata senza cancro.

Si tratta di un errore di accoppiamento causato dall'acidosi che altera il legame tra le basi che compongono il DNA, che è possibile ripristinare chimicamente, perché le cellule sane si sviluppano secondo un modello di progettazione, che è determinato dai tratti dei geni.

Diverso è il caso in cui nasciamo con un DNA che ha uno o più geni alterati, o che ha già una struttura del DNA modificata o implicita; perché questa modifica deve essere fornita solo dall'aploide maschile con metà dei suoi cromosomi, e dall'altra metà dei cromosomi che provengono dall'aploide femminile rappresentato dall'ovulo. Perché ciò avvenga, una delle due coppie di cromosomi deve essere già modificata. In altre parole, se il cancro fosse ereditato, l'errore genetico potrebbe provenire dal padre o dalla madre.

È anche possibile modificare la configurazione del polianione dei gruppi fosfato; e il complesso formato dagli enzimi riducenti, i cui principali rappresentanti sono: glutationeSH, esochinasi, catalasi, superossido dismutasi, vitamina C attiva, ecc. e che erano quelli che proteggevano il DNA dai cambiamenti di acidità relativa all'interno della cellula. In altre parole, le circostanze chimiche ed energetiche sono adatte affinché i legami si formino tra le coppie di basi enoliche guanina-timina, invece di essere chetonici guanina-citosina, e così nasce il cancro o la mutazione nella cellula.

La forma degli accoppiamenti deve essere avvenuta per un motivo molto specifico. Potrebbe trattarsi, ad esempio, della maggiore velocità con cui ogni diverso organismo deve leggere i propri codici per sintetizzare, ad esempio, ad un ritmo più veloce una particolare proteina da parte dei suoi ribosomi. Oppure una maggiore frequenza di replicazione del DNA nei cromosomi. Quindi, ogni organismo avrà il suo momento di vita, che dipenderà dalla velocità di replicazione delle sue cellule. Questo avrà un'influenza, perché è ciò che determina il culmine dell'invecchiamento di ogni razza di esseri viventi.

Potremmo pensare che i primi esseri umani non mangiassero carne. L'uracile era presente solo nell'RNA, allo scopo di accelerare la sintesi proteica nei ribosomi. Ma non era presente nel DNA, perché se lo fosse stato, la replicazione del DNA nei cromosomi della Figura 8 sarebbe avvenuta in modo più rapido. Allo stesso modo, se la base timina fosse stata nell'RNA, la sintesi delle proteine sarebbe avvenuta troppo lentamente. In altre parole, non ci sarebbe stata vita.

Nell'aprile del 1997 è apparso nei Proceedings of the National Academy of Sciences of the United States of America PNAS (PNAS 1 aprile 1997, vol. 94 n. 73290-3295) un articolo dei ricercatori Benjamin C. Blount et al. intitolato: "La carenza di folato causa un'incorretta incorporazione dell'uracile nel DNA umano e la rottura dei cromosomi, con implicazioni per il cancro e il danno neurale". Nel caso dell'acido folico si tratta di ciò che chiamiamo "spina dorsale aperta". La colonna vertebrale è nota anche come colonna vertebrale, perché le vertebre cervicali hanno generalmente una forma a "Y" biforcuta. Forse la cosa più importante di questo articolo, in questo caso specifico, è che i ricercatori sono riusciti a dimostrare sperimentalmente che la base uracile, che dovrebbe essere presente solo nei vari RNA, è stata introdotta per errore nel DNA. Ma queste basi timina e uracili enoliche sono praticamente identiche, quindi non sapremo se è la base timina a causare effettivamente la rottura del DNA in una persona affetta da cancro, o se è la base timina quando è accoppiata nel DNA con la base guanina in forma enolica.

Capitolo 4

METILAZIONE

La metilazione è necessaria per introdurre il gruppo metile ($\cdot CH_3$) nelle molecole. La metilazione è necessaria per introdurre il gruppo metile nelle molecole, soprattutto negli aminoacidi che portano questo gruppo metile, come gli aminoacidi aromatici, che non possono essere prodotti dagli animali, per cui questi aminoacidi sono chiamati aminoacidi essenziali. Un esempio di aminoacido con gruppo metile è la metionina. Gli aminoacidi essenziali sono prodotti solo dalle piante.

Il consumo di proteine di origine animale crea un eccesso di aminoacido metionina; in questo caso, il gruppo metile dell'aminoacido metionina può essere staccato e il radicale metile è libero. Questo radicale è un nucleofilo e ha un'alta reattività, la cui carica negativa dovrebbe essere consumata all'interno delle cellule dal sistema antiossidante e dall'urato di sodio e dalla vitamina C all'esterno delle cellule.

Tuttavia, se il nucleo cellulare o il sangue diventano acidi, il radicale metile rilasciato dalla metionina non può essere neutralizzato. In questo caso, all'interno delle cellule, il radicale metile reagisce con le basi citosina e uracile nella loro forma enolica e converte entrambe le basi nella base timina, come mostrato nelle figure 11 e 12 rispettivamente.

Nel caso della base citosina della Figura 11, quando il metile cattura la base citosina, questa si trasforma in base timina.

Analogamente, lo stesso accade alla base uracile, quando l'uracile si trova in forma enolica a causa di un'elevata acidità; come si può vedere nella Figura 12. In altre parole, la base uracile in forma enolica sarà interessata da un processo di metilazione quando l'ambiente acido converte la base uracile dalla sua forma chetonica alla forma enolica.

Alla fine, o dopo questo processo di metilazione, il nucleo della cellula rimarrà senza le basi citosina e uracile, perché entrambe le basi saranno convertite in timina. Quindi, per replicare il DNA, i cromosomi utilizzeranno la base timina come sostituto della base citosina, che ora si trova in abbondanza nel nucleo della cellula.

Quindi, se non ci fosse acidosi nelle cellule, non si verificherebbe il tautomerismo delle basi guanina e uracile. Se non si verificasse il tautomerismo, non si verificherebbe la metilazione delle basi citosina e uracile.

È lo stile di vita carnivoro a cui stiamo cercando di adattarci, che porterà le nostre cellule a diventare unità cancerogene. Si tratta di una mutazione, cioè di un adattamento elettronico effettuato dai cromosomi nel nucleo, in base al grado di acidità prevalente nelle cellule.

In generale, tutta la carne è nociva, perché in assoluto tutta la carne proviene da esseri viventi; e quindi tutti gli animali, così come gli esseri umani, sono costituiti da cellule; queste cellule sono costituite da DNA e RNA, che contengono le basi puriniche guanina e adenina. Le proteine animali, invece, contengono un eccesso di aminoacido metionina che, quando perde il suo gruppo metilico, viene convertito nell'aminoacido omocisteina.

La metionina è un donatore di gruppo metile $-CH_3$; pertanto, la metionina può essere considerata un prodotto della metilazione dell'omocisteina. L'omocisteina è energeticamente più stabile della metionina; pertanto, se il livello di acidità è elevato, la metionina può subire la rimozione del suo gruppo metile e diventare omocisteina. Il gruppo metilico staccato dalla metionina provoca la conversione delle basi citosina e uracile nella base timina, come già detto.

Se c'è tautomeria, la base timina sarà in abbondanza nel nucleo della cellula; e per realizzare gli accoppiamenti in cui mancano le basi citosina e uracile, i cromosomi useranno la base timina per formare DNA e RNA. Ma quel DNA diventerà mutante, perché continuerà a replicarsi a una velocità maggiore con questa nuova forma sbagliata rispetto al DNA e all'RNA delle cellule normali dello stesso organismo. In altre parole, il processo di replicazione del DNA e dell'RNA mutati è accelerato rispetto alla velocità di replicazione del DNA e dell'RNA normali.

Tuttavia, ci accorgiamo di questa anomalia solo quando osserviamo la presenza di un nodulo o di una crescita anomala dovuta a un tumore in qualche punto dei tessuti molli del corpo; infatti, l'80% dei casi di cancro si verifica nelle membrane epiteliali degli organi. In particolare, nelle cellule apicali di queste membrane epiteliali. Ad esempio, nei dotti lattiferi del seno, nell'utero, nelle vescicole seminali vicino alla prostata, nel fegato, nel pancreas, nei polmoni, nella gola o nell'epidermide. Sono tutti tessuti molli formati da cellule epiteliali apicali. Ad esempio, gli esseri umani che soffrono maggiormente di cancro sono le donne a causa del coinvolgimento dell'utero, mentre al secondo posto ci sono gli uomini a causa del cancro nelle vescicole seminali vicino alla prostata. Gli abitanti dei Paesi nordici sono colpiti dal cancro della pelle, perché sono esposti al sole dei tropici e i raggi ultravioletti colpiscono le cellule apicali dell'epidermide.

Mentre la mancanza di uracile nell'RNA, la cui funzione è stata ora assunta dalla timina, porterà a errori nella sintesi proteica da parte dei ribosomi all'esterno del nucleo, cioè nel citosol della cellula. Questo accade perché i codici di sintesi proteica sono già stati alterati dai cromosomi ai ribosomi e questi ultimi non saranno in grado di leggere tali codici di sintesi. Quindi, la sequenza proteica è alterata, perché il codice implicito nell'RNA messaggero non corrisponde al codice dell'RNA di trasferimento. I ribosomi vengono quindi disassemblati elettronicamente e sintetizzano un tipo di proteina non funzionale per le normali cellule umane.

Si scopre che queste cellule mutanti si replicheranno più velocemente di quelle sane, perché la forza energetica che stabilizza il DNA sbagliato è inferiore. In altre parole, arriverà il momento in cui ci saranno più cellule mutanti che cellule normali. I mitocondri delle cellule sono colpiti in misura minore, perché sono in grado di adattarsi meglio all'elevata acidità che si verifica all'interno delle cellule.

Tuttavia, se il grado di acidità all'esterno delle cellule, cioè nel sangue, aumenta, l'urato di sodio sarà completamente trasformato in acido urico libero, in particolare acido 3-metilurico, e perderemo l'antiossidante urato di sodio e la vitamina C attraverso l'urina e la sudorazione. In questo modo, lo stress ossidativo inizierà a sfuggire al controllo, causando, ad esempio, la conversione di una maggiore quantità di metionina assunta dalle proteine animali in omocisteina.

In condizioni di normale acidità, lo stress ossidativo è necessario per il meccanismo dell'emolisi, ovvero la rottura dei globuli rossi che hanno smesso di svolgere le loro funzioni di trasporto. Allo stesso tempo, gli antiossidanti aiutano a evitare che i globuli rossi sani perdano prematuramente la loro funzione di trasporto alternato di ossigeno e anidride carbonica.

All'interno delle cellule, quando la metionina viene convertita in omocisteina, quest'ultima usurpa la funzione degli antiossidanti delle cellule stesse. In questo modo, inizierà a ridurre il sistema enzimatico respiratorio che, come abbiamo visto, è importante all'interno delle cellule per controllare il grado di acidità quando si genera energia sotto forma di calore senza ossigeno nei mitocondri.

L'energia senza ossigeno è necessaria in caso di stress. Per esempio, quando siamo spaventati smettiamo di respirare; il cortisolo fa scendere il livello di insulina in modo da avere più glucosio a disposizione nel caso in cui si debba scappare. Il processo di respirazione senza ossigeno attraverso la glicolisi è più sviluppato negli uccelli, nei rettili, negli insetti e negli animali che si immergono, come le tartarughe, le foche e i pinguini. Gli animali subacquei devono immergersi in acqua per cercare il cibo, ma poi devono tornare in superficie per respirare l'ossigeno dall'aria. Ma gli esseri umani non sono subacquei; gli esseri umani vivono solo sulla superficie della Terra, dove respirano l'ossigeno dell'aria.

Come abbiamo già spiegato, è difficile che la citosina venga tautomerizzazione, perché il suo anello ha doppi legami completi. Quindi, la base citosina non ha un idrogeno alfa, o adiacente al gruppo chetonico sul carbonio numero 2, per chiudere un altro doppio legame tra due atomi di carbonio nell'anello della base citosina.

In altre parole, la cosa più probabile che possa accadere alla base citosina è la metilazione, a causa dell'indebolimento prodotto dal maggior grado di acidità del gruppo amminico attaccato al carbonio 4 dell'anello di base della citosina.

L'acidità maggiore, come abbiamo visto, è il risultato della glicolisi, o fermentazione del glucosio, cioè del processo di respirazione cellulare in assenza di ossigeno; poiché, per questa via della glicolisi o fermentazione del glucosio, si genera acido lattico nei mitocondri. Soprattutto nelle cellule muscolari, che sono quelle che hanno bisogno di produrre più energia, perché sono in movimento; inoltre, le cellule muscolari sono più abbondanti nel corpo. Se l'ossigeno non raggiunge queste cellule, i mitocondri ricorreranno alla produzione di energia calorica attraverso la glicolisi.

FIGURA 11

CONVERSIONE DELLA BASE C DELLA CITOSINA IN BASE T DELLA TIMINA PER METILAZIONE

D'altra parte, quando la citosina diventa acida, il carbonio 5 dell'anello citosina diventa positivo, cioè elettrofilo, e vulnerabile all'attacco di radicali liberi o nucleofili, come il gruppo metile ($\cdot CH_3$). Che è un gruppo che cede elettroni. Questo gruppo metilico può reagire con i nuclei, cioè con quelle particelle che hanno una carica positiva, come mostrato dalle frecce curve nella Figura 11.

Nel caso della figura 11 per la base citosina, il radicale metile ($\cdot CH_3$) rimasto dalla metionina attaccherà il carbonio 5 dell'anello citosina, convertendolo in un intermedio, la 5-metilcitosina. In seguito, poiché il composto 5-metilcitosina perde il gruppo amminico al carbonio 4 sotto forma di ammoniaca (NH_3), il sito lasciato da questo gruppo amminico sarà occupato da una molecola d'acqua. Di conseguenza, la 5-metilcitosina si trasformerà completamente nella base timina più ammoniaca.

Con un'acidità elevata, l'ammoniaca sarà convertita in ione ammonio, che può essere trasportato come sale al fegato, dove sarà convertito in urea per essere escreto nelle urine; è così che ha origine l'aumento del volume delle urine nei diabetici.

Lo stesso può accadere con il composto intermedio della Figura 12, quando la base uracile viene convertita nella sua forma enolica. Infatti, al momento della conversione nella forma enolica, il carbonio 5 della base uracile diventa positivo, cioè l'uracile è un acido di Lewis. Pertanto, quando l'uracile viene convertito nella forma enolica, diventa più incline all'attacco dei radicali liberi, come il gruppo metile, che viene introdotto sul carbonio 5 dell'uracile enolico. Quindi, come per la base citosina, il gruppo metile verrà incorporato su questo carbonio della base enolica dell'uracile, e quindi la base enolica dell'uracile viene convertita in base timina per metilazione.

In questo caso, così come l'ammoniaca rimane come residuo della metilazione della base citosina, nella metilazione della base enolica dell'uracile deve rimanere libero un atomo di idrogeno ($\frac{1}{2}H_2$), che viene poi convertito in una molecola di idrogeno H_2. Come mostrato nella Figura 12. Questo è possibile perché sappiamo che l'idrogeno molecolare è un agente riducente, compatibile con il carattere riducente dell'omocisteina nelle cellule.

Il risultato finale dell'elevata acidità all'interno del nucleo è che le basi di guanina e uracile sono diventate enoliche e la base di citosina è diventata timina, come si può vedere nella Figura 11.

Gli animali carnivori, come le iene, i leoni, i cani, le tigri, i gatti, ecc. espellono gli aminoacidi in eccesso sotto forma di allantoina attraverso l'urina, anziché di urea. Per convertire questi rifiuti in allantoina dall'acido urico, è necessario l'enzima urato ossidasi. Tuttavia, gli animali vegetariani, come gli esseri umani, non hanno l'enzima urato ossidasi nel loro sistema escretore; pertanto, i vegetariani non dovrebbero mangiare la carne di un altro animale.

I pesci e gli altri animali marini espellono i loro rifiuti cellulari sotto forma di ammoniaca. Questo perché gli animali marini generalmente espellono i loro rifiuti in modo ipotonico, senza bisogno del sistema urinario. Mentre gli uccelli e i rettili non hanno un sistema urinario, perché gli uccelli devono volare e i rettili strisciare sul terreno. Quindi, gli uccelli e i rettili trasformano i loro rifiuti in acido urico e lo espellono nelle feci. Quindi, mangiare carne di pollame fa più male perché la carne di pollame contiene più acido urico.

FIGURA 12

PER ACIDOSI, L'ENOILE URACILE UE VIENE TRASFORMATO NELLA BASE TIMINA T PER EFFETTO DELLA METILAZIONE

Quindi, questo processo di metilazione può avvenire attraverso la demetilazione dell'aminoacido metionina, che è stato incorporato nelle cellule in eccesso durante gli anni di consumo ripetuto di proteine animali.

Quindi, con la coppia di basi adenina=timina non ci saranno problemi, perché ci sarà una maggiore quantità di timina. Con questa abbondanza di base timina, le condizioni per la formazione di questa coppia adenina=timina saranno favorite, perché entrambe le basi sono più resistenti all'aumento del grado di acidità del nucleo cellulare. Questa coppia di basi adenina=timina continuerà a essere un accoppiamento di basi naturale e normale nel nucleo della cellula, e in particolare nei cromosomi, dove il DNA viene replicato.

Il problema sorge perché, man mano che il processo di metilazione procede, il nucleo della cellula coinvolta nella replicazione del DNA a un certo punto esaurirà le basi di citosina e uracile. Ciò costringerà la cellula a modificare chimicamente la forma degli accoppiamenti tra le basi del DNA da parte dei cromosomi.

Quando la base uracile diventa enolica, questa base non può sostituire la base citosina nel DNA, perché la base uracile non può formare legami idrogeno. Perché non c'è più un idrogeno sull'azoto numero 3 dell'uracile enolico. L'unica base rimasta nel nucleo per accoppiarsi con la guanina enolica è la timina. Perché la base timina ha un idrogeno sull'azoto numero 3. Ma nel nucleo della cellula non c'è nessun'altra base con queste stesse caratteristiche elettroniche. L'unica base con queste proprietà e caratteristiche è la base timina.

Si sono create le condizioni chimiche che causeranno un riaggiustamento degli accoppiamenti elettronici nel DNA, che influenzerà la funzione e la struttura originaria di quel DNA; in altre parole, la cellula muta; e il nucleo di quella cellula, che ora è diverso, sarà diverso, perché i cromosomi utilizzeranno la base timina come altra base per l'accoppiamento con la base guanina, che è in forma enolica. Si tratta di un accoppiamento che normalmente sarebbe stato occupato dalla base citosina con la base guanina nella sua forma chetonica ma non in quella enolica; il che rende evidente che la base timina ora partecipa con la sua abbondanza affinché i cromosomi formino un nuovo tipo di DNA; ma questo DNA che i cromosomi producono sarà alterato rispetto al DNA normale.

Come detto, sarà lo stesso negli RNA, poiché la base uracile è scomparsa e questa base uracile mancante sarà sostituita dalla base timina, che non partecipa normalmente alla formazione dell'RNA. Quindi, con questo eccesso di base timina, l'RNA di trasferimento e l'RNA messaggero possono essere alterati e questo può influenzare altri problemi legati al sequenziamento degli amminoacidi nell'inserimento di questi nelle catene proteiche. Come abbiamo spiegato, il cambiamento di un nucleotide induce un cambiamento nella posizione di un amminoacido nella catena proteica; e questo contribuirà allo scambio di un amminoacido con un altro; ma la catena proteica formata non sarà la stessa che si sarebbe dovuta formare.

Capitolo **5**

ERRORI DI SINTESI

Quando nelle cellule non ci sono tautomeria e metilazione, la tripletta che indica al ribosoma dove iniziare la sintesi della catena proteica, cioè la tripletta di iniziazione, sarà la seguente: uracile-adenina-citosina (U-A-C) nell'RNA transfer che deve accoppiarsi con la tripletta adenina-uracile-guanina chetone (A-U-Gc) dell'RNA messaggero. Invece, la tripletta di terminazione sarà: uracile-adenina-adenina (U-A-A) nell'RNA messaggero, che non ha alcun amminoacido nell'RNA di trasferimento; pertanto, quando questa tripletta arriva dall'RNA messaggero, indica al ribosoma che non ci va nulla; cioè, questa tripletta è quella che indica al ribosoma che la sintesi della catena proteica è terminata.

Quando nel nucleo della cellula non ci sono né citosina né uracile, perché sono stati convertiti nella base timina, queste triplette portate dall'RNA messaggero saranno diverse. Pertanto, l'inserimento e la sequenza aminoacidica nella proteina saranno sbagliati. Ad esempio, la tripletta di iniziazione sarà modificata in: timina-adenina-timina (T-A-T), mentre la tripletta di terminazione sarà timina-adenina-adenina (T-A-A). In questo modo errato, il ribosoma non troverà il codice che gli dice dove inizierà e come terminerà la sintesi proteica.

Da quel momento, sia nel nucleo che nel citoplasma della cellula, si genera uno squilibrio che si ripercuote sull'intera struttura cellulare. La cellula si distorce e si replica un nuovo tipo di cellula con caratteristiche cancerose.

Le cellule vicine sane e non colpite cercheranno di riaggiustare elettronicamente la struttura chimica del loro progetto elettronico e la loro funzionalità; sono queste le cellule che dobbiamo proteggere dall'aumento dell'acidità, in modo da non essere messe in minoranza dalle cellule mutanti. Se agiamo in tempo, si formeranno cellule sane e le cellule cancerose scompariranno.

Questo non avverrà fino a quando la cellula sana non ritroverà la sua condizione predeterminata di concentrazione acido-base, che le ha dato un accoppiamento inequivocabile come cellula sana. In questo caso, dipenderà dall'essere umano coinvolto nel processo di tautomerizzazione e metilazione, ma non sarà colpa delle nostre cellule. Poiché siamo noi a decidere cosa mangiare e cosa non mangiare per nutrire le nostre cellule, che sono fatte solo di materia elettronica, le cellule non sono consapevoli della loro esistenza, cioè le cellule mutate non sono consapevoli di questo errore genetico e si adattano solo ai cambiamenti imposti dalle cariche elettroniche di natura chimica.

Questo è un chiaro esempio del perché la massa magnetica dello spirito e la materia elettronica del corpo si integrano attraverso il mezzo fisico, ma non si fondono come un'unica identità genetica. Quindi, non essendo integrate, le due entità possono separarsi. Diciamo, quando i cambiamenti che avvengono nella materia elettronica del corpo culminano. Questo culmine è l'invecchiamento dei cambiamenti di natura fisica. In quel momento di disconnessione, la massa magnetica dello spirito tornerà al suo mondo spirituale, mentre la materia elettronica del corpo continuerà il processo di cambiamento senza bisogno della massa magnetica dello spirito.

Questo cambiamento di accoppiamento elettronico provoca la modifica della configurazione fisica ed elettronica del DNA, che cambierà la forma fisica della materia elettronica, cioè il DNA, senza influenzare l'energia magnetica dello spirito. Anche la massa dello spirito non è consapevole del processo di tautomerizzazione e metilazione.

Da un punto di vista fisico, il genoma è caratterizzato dall'eterogeneità e dalla disposizione delle coppie di basi nel DNA. Tuttavia, questa disposizione delle coppie di basi nel DNA non è casuale, ma dipende dalle caratteristiche elettroniche che si formano. È questo che dà il modello fisico a ogni singolo DNA. Pertanto, è prevedibile che, da questa disposizione o sequenza tra le coppie di basi, derivi un numero di combinatorie davvero infinito nei sistemi della vita fisica.

Sono le coppie di basi che danno questa possibilità combinatoria, anche se singolarmente la forma di queste coppie nel DNA deve essere della forma guanina-cheto $\equiv$ citosina, adenina=timina e timina-citosina. Ma se le caratteristiche di questi singoli legami vengono modificate, ciò influenzerà la sequenza di queste coppie di basi nella struttura finale di ogni DNA.

Per esempio, ci sono regioni abbondanti con assemblaggi tripli di chetone-guanina≡citosina, il che è probabilmente il risultato del legame idrogeno più stabile che si forma tra la coppia di basi aggiuntiva timina-citosina, come il legame idrogeno numero 3 a sinistra nella Figura 10.

La struttura tridimensionale stabile del DNA si appiattisce quando si forma la coppia enolica guanina-timina, perché non si può formare alcun legame idrogeno tra la coppia timina-timina a destra della Figura 10.

Ciò che rende stabile il DNA è che la guanina chetonica si accoppi con la citosina, in modo che si possano formare altri legami tra le coppie di basi, come il legame timina-citosina. Il modo più logico perché ciò avvenga è che il legame triplo chetonico guanina-citosina e la coppia singola timina-citosina si formino tra le due coppie di basi, il che conferisce alla molecola di DNA una maggiore stabilità energetica. Queste coppie triple sono quelle che contribuiscono con la maggiore forza energetica a stabilizzare il DNA normale. Per questo motivo, il contenuto medio osservato di tripli legami chetonici guanina-citosina è superiore di circa il 60% rispetto al 50% previsto teoricamente.

Questa maggiore diversità di legami tripli, dell'ordine del 60%, è correlata alla cosiddetta ricchezza genica, il che significa che i geni hanno la propensione a concentrarsi nelle regioni più ricche di accoppiamenti con i legami tripli chetonici guanina-chetone≡citosina. In questo caso, come si può vedere nella Figura 10, questa ricchezza di legami tripli può essere diminuita dall'effetto di alterazioni acido-base all'interno del nucleo delle cellule. Come nel caso specifico del tautome-rismo, che influenza la generazione della metilazione delle ci-tochine e dell'uracile enolico.

A sinistra della Figura 10, si può vedere perché nel DNA normale ci sono regioni preferenziali o più abbondanti nelle coppie a triplo ponte idrogeno guanina-chetone-citosina e ti-mina-citosina. Infatti, in queste molecole a forma di elica del DNA e dell'RNA, esiste un'interazione tra nuvole di elettroni accoppiate in base alle cariche elettroniche. Pertanto, questo DNA è modificabile in modo che si verifichi un riarrangia-mento; e la stabilità chimica della sua struttura tridimensio-nale dipenderà dalla forza di attrazione con cui ogni mole-cola, o gruppi di molecole, contribuiscono a questo riaggiu-stamento della carica elettronica.

I tripli legami sono quelli che fanno sì che la molecola a forma di catena si attorcigli a spirale quando ogni coppia si unisce alla catena ribonucleotidica. Quindi, la catena del DNA si attorciglia verso destra; ciò accade, come detto, perché gli zuccheri coinvolti nella configurazione del DNA hanno tutti una configurazione spaziale destrorsa. Quindi, nel filamento sinistro della Figura 10, la cosa più probabile che possa acca-dere è che la coppia di doppi legami idrogeno appaia nella coppia adenina=timina, ma invertita, che andrà a costituire la struttura codificante di quel gene.

Questa sequenza deve essere completata, cioè per la for-mazione dei diversi geni, perché la lunghezza della catena del DNA non può essere infinita. Quindi, queste forze di legame si indeboliscono, il che significa che le coppie aggiuntive non potranno essere incorporate nella sequenza del DNA. È que-sto che determina il modello fisico finale di ogni singolo DNA.

Nella parte destra della Figura 10, troviamo la stessa situazione, ma in modo sbagliato a causa della presenza della base timina nella coppia di basi guanina-timina enolo, perché non c'è più citosina nel nucleo della cellula mutata. In questo caso, come si può vedere nella Figura 10, la formazione del secondo ponte idrogeno tra le due coppie di basi non esiste più. I due gruppi chetonici della base timina si respingono sul lato sbagliato del filamento di DNA, causando la rottura del DNA in quel punto. Naturalmente, in questo caso la forza di legame diventa più debole, quindi nella forma enolica le forze di legame saranno più deboli. Il risultato è che la forza di legame del triplo legame chetonico guanina–cheto $\equiv$ citosina è maggiore di quella del triplo legame enolico guanina-timina.

Quindi, anche se si è formato un triplo legame tra le basi enoliche guanina/citosina, si tratterà di un DNA meno stabile dal punto di vista energetico, perché il ponte timina-citosina non si è formato tra le due coppie di basi.

Pertanto, la sua configurazione contribuirà meno energeticamente alla formazione di zone abbondanti per quel gene contenente la coppia sbagliata di guanina enolica $\equiv$ timina; perché questo DNA errante sarà energeticamente più facile da sintetizzare. Anche se, con la sua forza di legame alla molecola di DNA, apporterebbe una minore stabilità rispetto alla normale coppia di basi chetoniche della guanina $\equiv$ citosina, che ha una forza maggiore.

Il DNA è ciò che dà a ogni organismo la sua impronta fisica; è l'impronta originale che viene stabilita nel nucleo di ogni cellula; è un codice; pertanto, cambiando la struttura del DNA si cambierà l'impronta fisica originale con cui ogni essere vivente è nato. E sarà sempre logico, perché in chimica il prodotto finale che ne deriva sarà sempre il più stabile, anche se è il più difficile da sintetizzare energeticamente, perché ciò che conta è la stabilità elettronica o la minore energia contenuta nel prodotto finale.

La minore energia richiesta per formare una forza di legame più debole aiuterà questo DNA mutante a replicarsi più velocemente, ma, alla fine, sarà un DNA più instabile rispetto al DNA normale. Perché il legame tra le basi chetoniche di guanina≡citosina incorpora una maggiore stabilità nel DNA normale, rispetto al caso che si forma con l'errore di accoppiamento tra le basi enoliche di guanina≡timina.

Una volta soddisfatte queste condizioni per cui i cromosomi sintetizzano il DNA sbagliato, il gene può perdere sia la sua sequenza sia la sua velocità di replicazione, poiché la durata della vita di ogni essere vivente dipenderà dalla velocità di replicazione. In questo caso, una cellula portatrice di tale errore sarà diversa a causa del fattore mutante. Pertanto, una cellula gemella che deriva da questa sarà anch'essa portatrice dello stesso errore in futuro, fino a formare un grande gruppo di cellule mutanti. Di conseguenza, alcune cellule si replicheranno più velocemente di altre, dando luogo alla formazione di un grumo o di una escrescenza di cellule mutanti che diventerà visibile sotto forma di tumore.

Inoltre, esistono altri tipi di malattie genetiche che influenzano il verificarsi di queste incongruenze nell'archetipo ereditato dall'individuo umano che è stato colpito da questo errore genetico.

La minore forza energetica necessaria per formare il triplo legame enolico guanina-timina alleggerirà la sintesi di quel DNA errato, come abbiamo detto; quindi la presenza di uracile nell'RNA, ma non nel DNA, può essere un meccanismo chimico di controllo a disposizione delle cellule per accelerare la velocità di produzione delle proteine, ma allo stesso tempo per rallentare la velocità con cui ogni DNA viene replicato. In altre parole, è questo ordine che determina la velocità di replicazione del DNA nei cromosomi del nucleo delle cellule di ogni essere vivente. È questo che determina il ritmo della vita.

Forse è per questo che la minore energia investita nella formazione del DNA mutato farà sì che le cellule mutanti accelerino chimicamente la velocità di replicazione, come si può vedere nella crescita accelerata del cancro.

Questo ritardo ha senso dal punto di vista chimico o energetico, dove il fattore che influisce è il carattere mutevole della materia elettronica. La massa magnetica dello spirito, invece, non subisce alcuna alterazione, perché lo spirito è una forma stabile di massa magnetica ed è indipendente dalla materia elettronica del corpo fisico.

Le modifiche imposte al DNA del corpo fisico saranno tollerabili, purché il numero di cellule mutanti non superi quello delle cellule sane. In modo che l'intero organismo non collassi definitivamente. Come risulta, il corpo cellulare non sarà in grado di sopportare a lungo questa crescita accelerata di cellule mutanti, perché questa funzionalità, che è logica da un punto di vista chimico, non corrisponde alle stesse condizioni dell'essere umano che si è formato in origine.

Il processo distorto può essere invertito, ma solo se la persona si rende conto che il problema del cancro è di natura chimica e se riesce a cambiare in tempo la sua strategia alimentare. In questo caso, la massa magnetica dello spirito non sarà scollegata dalla materia elettronica del corpo, ma lo spirito sarà potenziato da questa conoscenza, che è l'unica cosa che potrà portare con sé quando sarà il momento di tornare nel suo mondo spirituale. In altre parole, solo la conoscenza del suo processo chimico potenzierà la massa magnetica dello spirito.

Lo spirito non può portare con sé nel suo mondo spirituale nulla che contenga materia elettronica, perché lo spirito è costituito solo da massa magnetica senza alcuna materia elettronica. Quindi, non ha senso accumulare fortune materiali sulla Terra, ma solo un patrimonio di conoscenze.

Tali modifiche possono non essere tollerate dal genoma originale delle cellule germinali, per cui le modifiche acquisite dall'individuo che le ha modificate saranno trasmesse alla sua progenie. Questo spiega in parte perché alcuni di questi riadattamenti o mutazioni si verificano continuamente e perché l'aspetto degli esseri cambia in meglio. Ma queste modifiche devono essere maggiori negli esseri umani, perché osserviamo che ci sono molte forme di esseri umani all'interno della stessa razza.

Ecco perché, attualmente, il numero di malattie dovute a queste continue modificazioni genetiche è dell'ordine di 4.000. La più comune è la fibrosi cistica. Tuttavia, si sa molto poco di questa relazione con l'ereditarietà del cancro, ma solo delle modifiche moderate che si manifestano nelle generazioni che le ereditano.

Ma il cancro non è ereditario. La natura non ereditaria del cancro è dimostrata dal Dr. Paul Liechtenstein del Dipartimento di Epidemiologia Medica del Karolinska Institute. Un istituto medico universitario in Svezia.

Il Dr. Liechtenstein ha analizzato i casi clinici di 44.788 gemelli omozigoti, cioè individui che condividono una configurazione genetica identica. Per l'analisi dei dati, sono stati studiati i casi di cartelle cliniche di gemelli morti di cancro provenienti dai registri di morte svedesi, danesi e finlandesi, al fine di valutare le statistiche relative alla presenza di tumori maligni in 28 diverse parti del corpo. In ciascuno dei registri sono state analizzate le cartelle cliniche di gemelli nati tra il

1886 e il 1958. Solo tra il 1926 e il 1958, più della metà di uno solo dei gemelli era morto per una qualche forma di cancro.

L'analisi avrebbe dovuto concludere che l'altro gemello del fratello o della sorella colpiti da cancro allo stomaco, al colon, ai polmoni, al seno o alla prostata, ecc. avevano lo stesso rischio di soffrire della stessa malattia a causa della somiglianza genetica. Tuttavia, il risultato è stato che i fattori genetici hanno fornito poche prove della probabilità che entrambi i gemelli siano inclini a sviluppare lo stesso tipo di cancro.

È l'ambiente chimico all'interno delle cellule a svolgere un ruolo cruciale nella probabilità che uno dei due gemelli presenti questa anomalia, perché il fatto che i gemelli si ammalino o meno di cancro dipende dal loro stile di vita alimentare. È infatti il modo in cui mangiamo che ci porta ad alterare l'equilibrio acido-base all'interno e all'esterno delle cellule.

Continuiamo con la metilazione. Nel dicembre 2007, uno dei membri del gruppo di ricerca britannico Whitehead Laboratory, Rudolf Jaenisch, ha dimostrato che esiste un legame tra il fenomeno della metilazione e lo sviluppo di tumori del colon nei topi. Per loro, la metilazione è l'accumulo di gruppi metilici in eccesso in alcune parti del DNA. Sono riusciti a dedurre che la metilazione provoca la disattivazione del gene che controlla il corretto funzionamento del DNA, ovvero il gene che ha il compito di riparare o invertire quello che potrebbe essere l'inizio di un errore genetico e, di conseguenza, incita alla formazione di piccoli polipi. È stato inoltre riscontrato che la metilazione aumenta la frequenza dei tumori intestinali nei topi del 60-100% e, in media, aumenta significativamente la crescita dei tumori microscopici.

La metilazione del DNA è stata correlata allo sviluppo di tumori cancerosi nell'uomo, in quanto si tratta di un tipo di modifica chimica del DNA che può essere ereditata, a condizione che la modifica sia tollerabile.

Questo spiegherebbe perché il cancro si manifesta nei bambini che non hanno mangiato abbastanza carne in giovane età. In questo caso, però, la metilazione è stata ereditata dalla madre. Trattandosi di una mutazione ereditata dalla gestazione del diploide, sarà più difficile invertirla chimicamente, poiché fa parte dell'intero conglomerato genetico del bambino. Questi geni alterati funzionano secondo una logica chimica, ma sono biologicamente dislocati.

Mentre normalmente, in una persona nata sana, l'errore genetico potrebbe essere riparato senza cambiamenti apprezzabili nella sequenza originale del DNA. Ma è necessario solo l'intervento dell'ambiente chimico naturale della cellula. Si può contribuire a ottenere questo sollievo tornando a uno stile di vita vegetariano, cioè consumando alimenti vegetali adatti alla struttura cellulare di un essere umano.

In questo modo il sistema cellulare può tornare alle sue normali condizioni di acidità o di pH. In altre parole, questo processo di inversione della metilazione e del tautomero sarebbe ciò che fa sì che la progressione del cancro si interrompa chimicamente da sola, poiché le cellule hanno i meccanismi e la loro azione per correggere da sole queste anomalie, che abbiamo indotto per nostra colpa.

Come? Regolarizzando il consumo di zucchero sotto forma di saccarosio, di latticini, di verdure ricche di acido ossalico e di bevande gassate, poiché l'enzima anidrasi carbonica trasforma l'anidride carbonica contenuta nelle bevande gassate in acido carbonico. Evitate assolutamente di mangiare carne di qualsiasi tipo fino a quando non sarà possibile arrestare la crescita accelerata delle cellule mutate. Se si vuole rimanere carnivori, le stesse patologie tumorali sono destinate a ripresentarsi.

Quindi, questo effetto di un'alimentazione sana è ciò che regola un processo normale che si verifica attraverso il meccanismo della modificazione genetica, perché richiede anche l'attività adattativa di alcuni geni in quelle regioni ereditate del genoma, a seconda di ciò che le cellule devono esprimere o fare in un dato momento.

Poiché tutte le cellule che compongono lo stesso organismo possiedono una configurazione di basi identiche nel DNA, la sequenza nascosta di tale DNA sarà un elemento chiave per l'identità che verrà ereditata dalla futura cellula.

Questo processo, ovvero avere diversi tipi di cellule con attività diverse, è noto come differenziazione cellulare, poiché tutte queste cellule hanno avuto origine da un diploide. Questa sarebbe una moltitudine logica e necessaria di mutazioni dalle cellule staminali, a patto che le basi del DNA non vengano scambiate, poiché solo la sequenza dei geni deve essere alterata per produrre altre forme di vita, o un'ampia varietà di cellule distintive presenti nel corpo di un essere umano.

Inoltre, la mutazione è una ragione naturale e necessaria per il miglioramento e il perfezionamento di ogni razza. Per esempio, ogni giorno nascono donne più belle e bambini più intelligenti. Le qualità comportamentali di ogni essere sono presenti nella sua memoria magnetica. Ma, dal punto di vista fisico, questi saranno gli uomini e le donne più capaci di contribuire al miglioramento fisico della loro razza.

Il comportamento fisico è diverso da quello psicologico. Il comportamento psicologico è un'attività che ha origine nella massa magnetica. Questo comportamento psicologico è un istinto di insetti come le formiche e le api, o di animali che competono tra loro, e rimarranno solo le femmine e i maschi che hanno una maggiore forza energetica, e quindi una maggiore capacità genetica e psicologica per il miglioramento della loro razza.

Ciò significa che quando una cellula si divide, questa sarà in grado di trasmettere alla cellula discendente quel miglioramento o attualizzazione del suo modello fisico. Ma il comportamento originale dello spirito è incarnato nella massa magnetica. Pertanto, questa qualità non può scomparire con il distacco dello spirito dal corpo fisico, perché i due tipi di energia non possono essere separati. Non scompaiono come scompaiono il tautomero e la metilazione, perché il tautomero e la metilazione sono qualità che appartengono alla materia elettronica del corpo fisico.

La metilazione naturale, le caratteristiche e lo schema sequenziale devono essere mantenuti nell'armonia e nella memoria genetica della materia fisica dell'essere vivente, perché la massa magnetica dello spirito è l'energia che dà forma di vita alla materia fisica elettronica. Pertanto, nel mondo fisico, l'informazione deve essere mantenuta nella nuova cellula che si sta per formare. Per esempio, se la nuova cellula che si origina appartiene al cuore, le cellule che si formano devono mantenere la funzione dei loro progenitori per ereditare le stesse istruzioni su come contrarsi e dilatarsi per continuare il lavoro di espulsione del sangue.

Ma se la cellula viene modificata per tautomeria e metilazione, le caratteristiche di funzionamento della materia elettronica del corpo fisico andranno perdute e la nuova cellula che si formerà non sarà più in grado di svolgere la stessa funzione del suo antenato. La corretta sequenza delle basi guanina-cheto, citosina, timina e adenina nel DNA della cellula è ciò che permette a queste basi di replicarsi senza errori, ma devono anche trasportare le istruzioni che devono comparire nella nuova cellula che si forma.

Nelle cellule, come accennato, sono i ribosomi a svolgere il compito della sintesi proteica e, analogamente all'esempio della lettura di un testo con errori ortografici, il ribosoma deve riconoscere e analizzare correttamente quella sequenza, per cercare di ridurre al minimo la probabilità di introdurre un errore, che potrebbe portare a un risultato sbagliato di confusione e funzione rispetto alle proteine appropriate prodotte dalle cellule sane. Questo processo di funzionamento dei ribosomi e del nucleo cellulare dipende dal grado di acidità della cellula, ma più specificamente del nucleo cellulare. Vale la pena ricordare che l'apparato di Golgi è l'organello che controlla la funzionalità delle proteine prodotte dai ribosomi.

Diciamo che questa è stata un'analisi molto accurata, per sapere come funzionano le nostre cellule e qual è il tipo di energia che le fa funzionare per dare mobilità a tutti gli esseri viventi; cioè, affinché la materia elettronica possa essere trasformata in altre forme di materia elettronica, e possa essere utilizzata dalla massa magnetica dello spirito per dare la forma di vita a ogni essere, in questa stazione fisica della Terra.

L'unica intenzione di questa serie di libri è spiegare come è nato l'Universo e che l'Universo è il creatore dell'energia e di tutto ciò che esiste nell'Universo, affinché l'umanità cambi il suo modo di pensare e di agire, poiché, a causa della mancanza di conoscenza della sua origine, l'essere umano sta distruggendo se stesso, la foresta e tutti gli animali, che forse non hanno alcuna nozione della loro esistenza, ma hanno dei sentimenti. Perché è urgente agire in tempo per salvare gli animali e il pianeta Terra dalla disintegrazione della vita.

IL LAVORO DELL'AUTORE

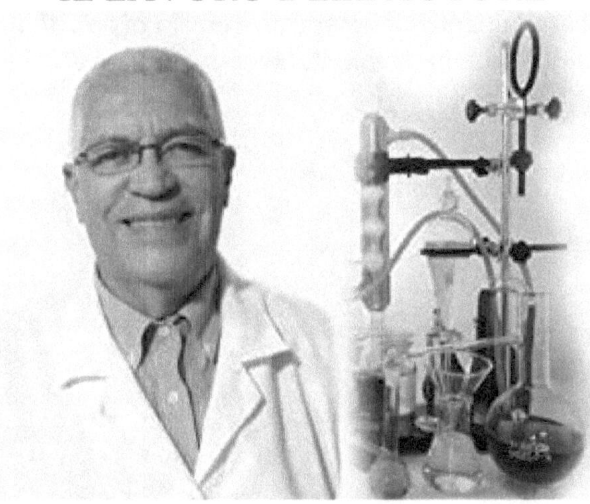

Laureato presso la Scuola di Chimica, Facoltà di Scienze, Universidad Central de Venezuela, con una laurea in Tecnologia Chimica. Studi post-laurea in Scienze e tecnologie alimentari. Lavoro speciale sulla chimica dei prodotti naturali e sulla chimica delle malattie. Progettista di processi chimici. Libri reperibili su Amazon.com®. Questi libri devono essere soggetti a revisione man mano che si chiarisce come si è formato l'Universo: "La chimica del cancro". "La chimica del diabete". "L'infarto". "L'Alzheimer". "La chimica dell'artrite". "La chimica del pensiero". "La chimica dello spirito". "Come si è formato l'Universo". "Gli espansori". "Perché non si dovrebbe mangiare carne". "Il micro mondo". "Dio esiste davvero?". "Obiezioni alla relatività di Albert Einstein". "Divinare il futuro". "L'errore dei grandi scienziati". "La vita sul Sole". "L'universo prima del tempo zero". "L'energia dello spirito. "L'origine del cancro. "Il mondo delle cellule. "La chimica delle malattie". "La particella che ha creato l'universo". La chimica del cancro, settima edizione. La chimica del diabete sesta edizione; La chimica dell'infarto quarta edizione, "La chimica della memoria"; La chimica dell'artrite terza edizione. "Il potere creativo della mente. La particella che ha formato l'universo", terza edizione. "La massa iniziale dell'universo". "Non si dovrebbe mangiare carne". "L'origine del corpo e dello spirito. "Adorare l'universo". "Zucchero un nemico in cucina". "Viaggio nel tempo". La chimica del diabete, numero 7. La chimica dell'infarto, numero 5. La memoria dello spirito, numero 1, La chimica dell'artrite, numero 5. "Il punto di partenza dell'universo", La particella che ha creato l'universo, numero 5. "L'evoluzione dello spirito". "La vita dello spirito". "Riscrivere la scienza". "L'inizio dell'universo". "Crescita spirituale". "L'accoppiamento dello spirito con il corpo". "L'origine della vita. "La particella che ha creato l'universo, numero 8". "La morte non esiste".